Benjamin Claus

**Aortenklappenersatz und die Geometrie der Aortenwurzel**

Benjamin Claus

# Aortenklappenersatz und die Geometrie der Aortenwurzel

Südwestdeutscher Verlag für Hochschulschriften

**Impressum / Imprint**

Bibliografische Information der Deutschen Nationalbibliothek: Die Deutsche Nationalbibliothek verzeichnet diese Publikation in der Deutschen Nationalbibliografie; detaillierte bibliografische Daten sind im Internet über http://dnb.d-nb.de abrufbar.

Alle in diesem Buch genannten Marken und Produktnamen unterliegen warenzeichen-, marken- oder patentrechtlichem Schutz bzw. sind Warenzeichen oder eingetragene Warenzeichen der jeweiligen Inhaber. Die Wiedergabe von Marken, Produktnamen, Gebrauchsnamen, Handelsnamen, Warenbezeichnungen u.s.w. in diesem Werk berechtigt auch ohne besondere Kennzeichnung nicht zu der Annahme, dass solche Namen im Sinne der Warenzeichen- und Markenschutzgesetzgebung als frei zu betrachten wären und daher von jedermann benutzt werden dürften.

Bibliographic information published by the Deutsche Nationalbibliothek: The Deutsche Nationalbibliothek lists this publication in the Deutsche Nationalbibliografie; detailed bibliographic data are available in the Internet at http://dnb.d-nb.de.

Any brand names and product names mentioned in this book are subject to trademark, brand or patent protection and are trademarks or registered trademarks of their respective holders. The use of brand names, product names, common names, trade names, product descriptions etc. even without a particular marking in this works is in no way to be construed to mean that such names may be regarded as unrestricted in respect of trademark and brand protection legislation and could thus be used by anyone.

Coverbild / Cover image: www.ingimage.com

Verlag / Publisher:
Südwestdeutscher Verlag für Hochschulschriften
ist ein Imprint der / is a trademark of
AV Akademikerverlag GmbH & Co. KG
Heinrich-Böcking-Str. 6-8, 66121 Saarbrücken, Deutschland / Germany
Email: info@svh-verlag.de

Herstellung: siehe letzte Seite /
Printed at: see last page
**ISBN: 978-3-8381-3619-6**

Zugl. / Approved by: Berlin, Charité - Universitätsmedizin Berlin, Diss., 2009

Copyright © 2013 AV Akademikerverlag GmbH & Co. KG
Alle Rechte vorbehalten. / All rights reserved. Saarbrücken 2013

Benjamin Claus

# Der Einfluss des biologischen Aortenklappenersatzes auf die Geometrie der Aortenwurzel

# Inhaltsverzeichnis

1 Einleitung ................................................................................................................ 4
    1.1 Problemstellung ............................................................................................... 4
    1.2 Historischer Abriss .......................................................................................... 5
    1.3 Klinische Erfahrungen bei rekonstruktiven Maßnahmen von Herzklappenvitien ... 5
    1.4 Vergleich zwischen mechanischen und biologischen Klappenprothesen .............. 6
    1.5 Biologische Klappenprothesen ........................................................................ 7
        1.5.1 Einfluss von Design und Implantationstechnik auf die Hämodynamik ....... 8
    1.6 Dynamik der Aortenwurzel ........................................................................... 10
    1.7 Fragestellung ................................................................................................. 11

2 Material und Methodik ........................................................................................ 12
    2.1 Aortenklappenprothese – Sorin Freedom Solo .............................................. 12
    2.2 Implantationstechnik ..................................................................................... 13
    2.3 Studiendesign und Studienziel ...................................................................... 15
        2.3.1 Ein- und Ausschlusskriterien .................................................................. 16
        2.3.2 Patienten ................................................................................................. 16
        2.3.3 Präoperative Daten und Diagnostik ........................................................ 17
    2.4 Echokardiographie ........................................................................................ 17
        2.4.1 Allgemeine Datenakquisition ................................................................. 17
        2.4.2 Aortenklappenbezogene Messungen ...................................................... 19
    2.5 Computertomographie .................................................................................. 21
        2.5.1 Allgemeine Datenakquisition ................................................................. 21
        2.5.2 Aortenklappenbezogene Messungen ...................................................... 22
    2.6 Postoperative Datengewinnung und follow up ............................................. 24
        2.6.1 Echokardiographie ................................................................................. 24
        2.6.2 Computertomographie ........................................................................... 25
    2.7 Statistik ......................................................................................................... 25

3 Ergebnisse ............................................................................................................ 27

3.1 Patientendaten ................................................................................................ 27

    3.1.1 Demographische Daten (Alter, Geschlecht) ....................................... 27

    3.1.2 Patientenbezogene Daten (Gewicht, Größe, BMI, BSA) ..................... 28

    3.1.3 Klappenvitien ....................................................................................... 28

    3.1.4 Herzrhythmusstörungen ....................................................................... 29

3.2 Operative Daten ............................................................................................. 30

    3.2.1 Begleitprozeduren ................................................................................ 30

    3.2.2 Komplikationen .................................................................................... 31

3.3 Echokardiographische Daten ......................................................................... 32

    3.3.1 Hämodynamische Daten ...................................................................... 32

3.4 Computertomographische Messergebnisse ................................................... 35

    3.4.1 Messergebnisse an der Messposition linksventrikulärer Ausflusstrakt ... 39

    3.4.2 Messergebnisse an der Messposition Anulus aortae ............................ 41

    3.4.3 Messergebnisse an der Messposition Sinotubulärer Übergang ............ 43

    3.4.4 Messergebnisse an der Messposition Aorta ascendens ........................ 44

4 Diskussion ............................................................................................................ 46

    4.1 Hämodynamik der Sorin Freedom Solo ..................................................... 46

    4.2 Biologische Aortenklappenprothesen und die Geometrie der Aortenwurzel ... 47

    4.3 Die Aortenwurzel – Bedeutung und Funktion ............................................ 49

    4.4 Grenzen der Studie und der Methodik ....................................................... 55

5 Zusammenfassung ............................................................................................... 58

6 Verzeichnisse ....................................................................................................... 60

    6.1 Literaturverzeichnis ................................................................................... 60

    6.2 Abbildungsverzeichnis ............................................................................... 67

    6.3 Tabellenverzeichnis ................................................................................... 69

    6.4 Abkürzungen .............................................................................................. 70

# 1 Einleitung

## 1.1 Problemstellung

Der Aortenklappenersatz ist eine seit Jahrzehnten eingeführte, sichere Methode zur Behandlung von Aortenklappenerkrankungen unterschiedlicher Genese. Beim operativen Klappenersatz wird die native Klappe chirurgisch entfernt und durch unterschiedlich konstruierte Prothesen ersetzt.

Ziel der Entwicklung von Aortenklappenprothesen ist eine möglichst nahe Angleichung der Eigenschaften an die native, gesunde Aortenklappe, sowie das Erreichen einer langen Haltbarkeit.

Im Jahr 2007 wurden in Deutschland 21.312 isolierte Klappen-Operationen, auch Doppel- oder Dreifach-Klappenoperationen, durchgeführt [1]. Das entspricht einem Zuwachs der Gesamtzahl der Klappenoperationen von 6%, verglichen mit dem Vorjahreszeitraum [1, 2]. Nur die Aortenklappenoperationen betrachtend, wurden 12.265 Eingriffe vorgenommen. Biologische Herzklappen nehmen dabei den größten Anteil der eingesetzten Klappenprothesen ein (Abb. 1).

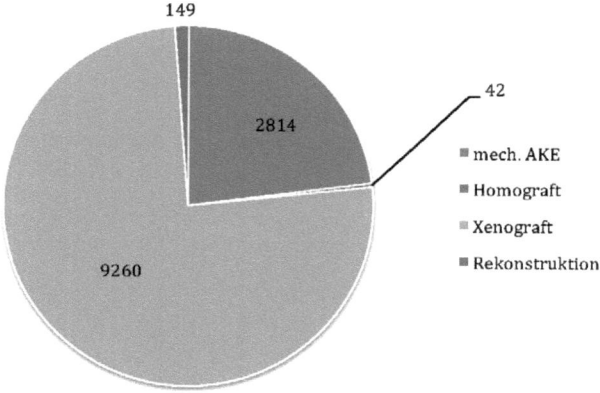

Abb. 1: AK-Operationen nach Klappentyp des Jahres 2007

Die Gesamtzahl der im Jahr 2007 erfassten Operationen am Herzen betrug 91.618. Das entspricht einem Anteil von Aortenklappeneingriffen von etwa 13,4%, mit steigender Tendenz (11,6% im Jahre 2004) [3].

## 1.2 Historischer Abriss

Die erste erfolgreiche Implantation einer damals mechanischen Herzklappenprothese beim Menschen erfolgte 1952 durch C. Hufnagel [4] in die Aorta descendens. Die native, insuffiziente Klappe wurde dabei in situ belassen. Erst mit Einführung der Herz-Lungen-Maschine im Jahre 1953 war an einen Ersatz der nativen Aortenklappe wirklich zu denken. In den Jahren 1960 und 1962 folgte dann die Implantation einer mechanischen Klappenprothese in Aorten- bzw. Mitralposition durch Harken [5] und Starr [6]. Verschiedene Änderungen des Klappendesigns, wie die Einführung von Kippscheiben- bzw. Doppelflügelprothesen konnten jedoch bestimmte Schwierigkeiten nicht ausreichend beheben. Aufgrund der Konstruktion der Klappen – Aufhängung des Verschlusssystems (Kippscheibe oder Doppelflügel) – besteht eine Einengung der zur Verfügung stehenden maximalen Durchtrittsöffnung (Öffnungsfläche). Dieser Nachteil lässt sich nicht durch alternative Implantationstechniken, z.B. supraanuläre Implantation ausgleichen. Weiterhin bedingt die bei Trägern mechanischer Herzklappen zwingend notwendige orale Antikoagulation eine Reihe von medikamentenassoziierten Nebenwirkungen, die die Indikationsstellung zu Gunsten der mechanischen Klappenprothese bei der großen Anzahl von Alternativen schwerer erscheinen lassen. Aktuelle Indikationen zum mechanischen Klappenersatz finden sich lediglich bei sehr jungen Patienten, in Abhängigkeit vom Geschlecht und den persönlichen Umständen. Indes werden in den letzten Jahren auch bei dieser Patientengruppe zunehmend biologische Klappen, auf die später noch eingegangen werden soll, verwendet.

## 1.3 Klinische Erfahrungen bei rekonstruktiven Maßnahmen von Herzklappenvitien

Der prothetische Klappenersatz stellt seit 1960 neben den rekonstruktiven Maßnahmen eine etablierte Methode bei der Behandlung angeborener wie auch erworbener Herzklappenvitien dar. Insbesondere trifft das für die Aortenklappenvitien zu, weil in dieser Position rekonstruktive Eingriffe wie Kommissurotomien und Anuloplastien durch mangelnde klinische Erfahrung [7] nur in selektierten Fällen durchgeführt wurden. Allerdings gewinnt die Aortenklappenrekonstruktion nicht nur bei Aortenklappeninsuffizienzen verstärkt an Bedeutung [8, 9]. Trotz zunehmender Anwendung bleiben rekonstruktive Operationen der nativen Aortenklappe einer relativ kleinen Patientengruppe vorbehalten und sind nicht in der gleichen Breite wie der Aortenklappenersatz anwendbar.
Auch die perkutane Valvuloplastie wurde aufgrund deutlich schlechterer Ergebnisse [10] eher selten praktiziert. Aktuell steht der katheterassoziierte Klappenersatz (transapikal bzw.

transfemoral) im Mittelpunkt des Interesses. Durch das im Vergleich zum herkömmlichen Klappenersatz noch deutlich höhere periprozedurale Komplikationsrisiko ist dieses Vorgehen jedoch zurzeit auch einer eher geringen Patientenzahl vorbehalten und nur in speziellen Zentren durchführbar. Der offen chirurgische Aortenklappenersatz, der auch für die Implantation der hier beschriebenen Herzklappe durchgeführt wurde, stellt nach wie vor für ein breites Patientenspektrum die beste zur Verfügung stehende Behandlungsform dar.

## 1.4 Vergleich zwischen mechanischen und biologischen Klappenprothesen

Grundsätzlich können mechanische und biologische Klappenprothesen unterschieden werden. Mechanische Klappenprothesen stellten die ersten kommerziell verfügbaren Prothesen dar. Die zunächst verwendeten Kugelprothesen (Abb. 2) wiesen starke hämodynamische Einschränkungen auf, waren aber zum Zeitpunkt der Einführung die einzige Möglichkeit, Patienten mit Aortenklappenvitien zu behandeln.

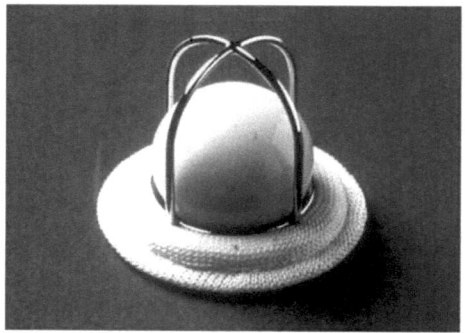

**Abb. 2**: Starr-Edwards Kugelprothese.[11]

Neben den schlechten hämodynamischen Eigenschaften zeigten die Klappen eine hohe Thrombogenität und – hinsichtlich der Konstruktion – eine starke Tendenz zur Hämolyse. Patienten, die eine solche Herzklappe erhielten, benötigen deshalb lebenslang eine suffiziente Antikoagulation. Diese stellt auch im Entwicklungsverlauf bis heute das Hauptproblem der mechanischen Klappenprothesen dar, weil sich dadurch ein erhöhtes Risiko für eine verstärkte Blutungsneigung und die damit verbundenen Nebenwirkungen ergibt [12]. Die Rate schwerwiegender Blutungskomplikationen steigt unter oraler Antikoagulation auf das Fünf- bis Zehnfache an. Die Gesamtrate wird auf ca. 1-2% jährlich geschätzt [13].

Die zweite große Gruppe der Klappenprothesen ist biologischen Ursprungs. Diese Klappen werden aus tierischem (Xenografts) oder menschlichem Material (Homo- oder Autografts) gewonnen. Xenografts bestehen aus aortalem Gewebe von Schweinen oder aber aus Perikard vom Rind oder Pferd. Homografts sind meist kryokonservierte Klappen menschlicher Spender und nur begrenzt verfügbar. Auch diese Klappen, die lange Zeit als hervorragende Möglichkeit des Aortenklappenersatzes galten, unterliegen strukturellen Veränderungen, die zu einem Klappenversagen in einem Zeitfenster von 10 bis 20 Jahren führen können [14, 15]. Dabei spielen wahrscheinlich immunologische Prozesse eine wichtige Rolle [16], sodass auch diese Form des Klappenersatzes einer ausgewählten Patientengruppe vorbehalten bleibt.

## 1.5 Biologische Klappenprothesen

Der entscheidende Vorteil der biologischen Klappenprothesen besteht darin, dass durch die geringere Thrombogenität der Klappen eine lebenslange Antikoagulation nicht notwendig ist. Biologische Klappenprothesen werden in gerüstfreie und Prothesen mit Gerüst unterteilt. Die ersten, in den 1960er Jahren verwendeten biologischen Klappenprothesen waren porcine, gerüstfreie Bioprothesen [17-19]. Zunächst wurde die gesamte porcine Aortenklappe, quasi als gerüstfreie Prothese, eingesetzt. Zu diesem Zweck wurden die Klappen mit verschiedensten, mehr oder weniger schlecht geeigneten Substanzen konserviert. Die eher mäßigen klinischen Ergebnisse hatten zweierlei Ursachen. Zum einen gab es technische Probleme und zum anderen spielten die schlechten Konservierungsmethoden eine entscheidende Rolle für die kurze Haltbarkeit der Klappenprothesen. Außerdem stellte die Implantation solch einer gerüstfreien Aortenklappenprothese in die menschliche Aortenwurzel ein großes Problem bezüglich des Erhalts der normalen Klappensymmetrie dar. Besonders im Bereich der rechtskoronaren Tasche, die beim Spenderorganismus muskulären Ursprungs ist, gab es wiederholt funktionelle Probleme. Diese Schwierigkeit mit der rechtskoronaren Tasche konnte später durch eine zusammengesetzte Klappenprothese, bestehend aus 3 nonkoronaren Taschen, gelöst werden. Dadurch wurde eine exzellente Koaptation der Taschen erreicht. Trotzdem litten die Langzeitergebnisse durch die Formaldehyd-Fixierung der Klappen. Ein neuer Lösungsansatz wurde gefunden, indem die Klappen auf ein Gerüst aufgezogen wurden. Gleichzeitig wurde das Fixierungsverfahren auf Glutaraldehyd umgestellt [20-23]. Mit der Einführung dieses neuen Klappentyps in großem Umfang durch Carpentier im Jahre 1969 [24] wurden schließlich die damaligen gerüstfreien Klappenprothesen schnell vom Markt verdrängt. Durch die vom Gerüst vorgegebene Klappensymmetrie konnte eine sofortige Schlusskompetenz nach der Implantation erreicht werden. Ein weiterer Vorteil war die mögliche Implantation im Bereich der AV-Klappenebene.

Mitte bis Ende der 1980er Jahre untersuchten mehrere Autoren die inzwischen immer wieder beobachtete eingeschränkte Haltbarkeit der Klappenprothesen mit Gerüst [25, 26], sodass erneut nach Lösungen gesucht werden musste. Das Prothesengerüst als nicht-biologische Struktur birgt ein erhöhtes Infektionsrisiko und erhöht die Gefahr der Degeneration der Klappentaschen. Die mechanische Belastung der Taschen ist ungleich höher als bei der nativen Klappe, da die Beweglichkeit der Taschen bei starrer Aufhängung im Gerüst nicht gegeben ist. Aus diesem Grund kam es im Jahre 1987, initiiert durch David et al. [27], zu einer Renaissance der gerüstfreien Prothesen. Verschiedene Veränderungen im Klappendesign sollten die zuvor bestehenden Probleme der gerüstfreien Prothesen beseitigen.

### 1.5.1 Einfluss von Design und Implantationstechnik auf die Hämodynamik

Der entscheidende Nachteil der Klappen mit Gerüst liegt in einer Verminderung der effektiven Durchtrittsfläche [28]. Damit gehen hämodynamische Einschränkungen einher, die sich zwar mit einer Reduktion der Dicke des Gerüsts begrenzt optimieren lassen, jedoch nie die mit gerüstfreien Klappen mögliche Durchtrittsfläche erreichen können. Daraus folgen effektiv höhere Druckgradienten über den Aortenklappenprothesen mit Gerüst, verglichen mit gerüstfreien Aortenklappenprothesen [29-31].

Einen großen Einfluss auf die Hämodynamik hat auch die gewählte Implantationstechnik, die in engem Zusammenhang mit dem verwendeten Klappentyp steht. Die Implantationstechniken der Klappen mit Gerüst bzw. der gerüstfreien Klappen unterscheiden sich gravierend. Pioniere der gerüstfreien Prothesen setzten schon frühzeitig auf eine supraanuläre Implantation der Klappenprothese mit einer Nahtreihe [32, 33] – eine Technik, die bei aktuellen gerüstfreien Prothesen zunehmend Verwendung findet [34-36].

Die Standardimplantationstechnik für gerüstfreie Klappenprothesen wird als subkoronare Implantation oder aber als Wurzelersatz (rootreplacement) ausgeführt. Diese Operationsmethoden sind bei gerüstfreien Prothesen mit einem erheblichen technischen und zeitlichen Aufwand verbunden. Klappenprothesen mit Gerüst lassen sich dagegen deutlich einfacher und schneller implantieren und sind, bezogen auf den technischen und zeitlichen Aufwand, mit mechanischen Klappenprothesen vergleichbar. Bei den neueren gerüstfreien Prothesen, wie beispielsweise der in unserer Untersuchung betrachteten Sorin Freedom Solo (SORIN Group, Saluggia, Italien), erfolgt die Implantation supraanulär mit nur einer Nahtreihe. Dadurch ist dieser Klappentyp, den technischen und zeitlichen Aufwand der Implantation betreffend, vergleichbar mit den biologischen

Prothesen mit Gerüst bzw. mit mechanischen Klappenprothesen.

Die Flussbeschleunigung über einer Klappenprothese ist sowohl vom Implantationsort als auch von der Konstruktion der Klappenprothese abhängig. Bei der Konstruktion sind gerüstfreie Klappen aufgrund des größeren Innendurchmessers, den Klappenprothesen mit Gerüst überlegen. Betrachtet man den Implantationsort, so kommt es bei den nicht supraanulär implantierten Klappen zusätzlich zur konstruktionsbedingten Flussbeschleunigung, zu einer mehr oder weniger relevanten Einengung des Anulus aortae, der aus anatomischer Sicht beim Herzgesunden die engste Stelle im Bereich des linksventrikulären Ausflusstraktes darstellt.

Diese zusätzliche, artifiziell geschaffene Stenose wurde durch den Einsatz alternativer Implantationstechniken [32] umgangen. Bei der dort vorgestellten Methode wurde die Klappenprothese oberhalb des Anulus aortae (Abb. 3), also supraanulär implantiert. Diese Technik versprach eine größere Durchtrittsfläche und damit auch niedrigere Druckgradienten über der Klappenprothese als bei den anderen Techniken. Gerüstfreie Klappenprothesen haben konstruktionsbedingt und unabhängig von der Implantationstechnik bessere hämodynamische Eigenschaften und zeigen ein besseres Verhalten bezüglich des linksventrikulären reverse modeling [37, 38].

Die eben genannten Vorzüge der supraanulären Implantation einer gerüstfreien biologischen Herzklappenprothese gelten ebenso für die bei dieser Untersuchung eingesetzten Herzklappenprothese [34, 39] und konnten im Rahmen einer Multicenterstudie bestätigt werden.

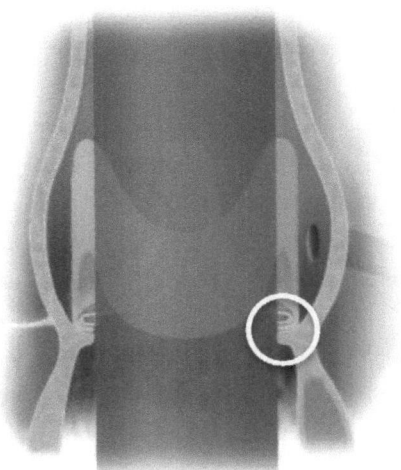

Abb. 3: Ausnutzung der maximal möglichen Durchtrittsfläche des Anulus aortae durch supraanuläre Implantation einer gerüstfreien Prothese (Sorin Freedom Solo)

## 1.6 Dynamik der Aortenwurzel

Alle im Bereich der Aortenwurzel befindlichen Strukturen (Taschen, Sinus valsalvae, Kommissuren, Anulus aortae, Aorta ascendens) interagieren [40] miteinander und unterliegen während des Herzzyklus' bestimmten Bewegungsmustern, die einer optimalen Hämodynamik und einer maximalen Entlastung der Klappentaschen dienen. Parallel dazu wird das Zusammenspiel von Vorhof- und Ventrikelfunktion verbessert, um eine größtmögliche hämodynamische Effizienz bei gleichzeitig minimal strukturellem Verschleiß der Taschen zu erreichen. Bei allen bisher vorliegenden Forschungsarbeiten, die sich insbesondere auf tierexperimentelle Ergebnisse stützen, konnte ein klarer zeitlicher Ablauf bestimmter geometrischer Veränderungen der Aortenwurzel festgestellt werden. Einige wenige Arbeiten [41] haben auch Daten bezüglich der Veränderung der Aortenwurzelgeometrie am Menschen erhoben. Es handelt sich jedoch um sehr kleine Fallzahlen, die meist nicht die Veränderung in einer prä- bzw. postoperativen Gegenüberstellung erfassen.

Bislang wurde eine Klappenprothese vor allem nach Hämodynamik, klappenbezogenen Komplikationen oder strukturellem Klappenversagen durch Degeneration beurteilt. Eine nicht optimale hämodynamische Funktion, die beispielsweise durch hohe Druckgradienten gekennzeichnet ist, kann eventuell durch Turbulenzen verursacht werden und mit abnorm hohen Belastungen der Taschen einhergehen. Durch die letztgenannten Faktoren kommt es zu Kalzifikationen und zur Schwächung des Kollagengerüsts der Klappe, was früher oder später zu einem strukturellen Klappenversagen führt. Eine veränderte Dynamik der Aortenwurzel wird als Ursache für die zuvor beschriebene außergewöhnlich hohe Belastung der Klappentaschen angesehen. Dies führt dann folgerichtig zu dem eben bereits erwähnten, vorzeitigen Verschleiß der Herzklappe.

In den bislang durchgeführten Studien am Tiermodell wurden vor allem geometrische Veränderungen im Bereich des sinotubulären Übergangs untersucht. Dabei konnte bereits in den frühen 1970er Jahren durch Brewer et al. [42] eine zyklusabhängige Erweiterung dieses Bereiches um ca. 16% gezeigt werden. Weitere Untersuchungen [43] legten eine Assistenz der Aortenklappenöffnung durch geometrische Veränderungen im Bereich des sinotubulären Übergangs (STJ) nahe.

Bisherige Untersuchungen beim Menschen erfolgten lediglich retrospektiv. Dabei wurde postoperativ nach Aortenklappenersatz eine Schichtbilduntersuchung durchgeführt, aus der dann Rückschlüsse auf die Dynamik der Aortenwurzel gezogen wurden [41].

Die aktuelle Generation gerüstfreier biologischer Klappenprothesen lässt eine Verbesserung der Flexibilität der Aortenwurzel erwarten. Somit sollte es möglich sein, die altersentsprechend natürliche Beweglichkeit der Aortenwurzel wiederherzustellen. Damit würde eine Verminderung der Belastung der Taschen einhergehen, was auch zu einer längeren Haltbarkeit und zu einer verbesserten Hämodynamik führen sollte. Dass die hier auch eingesetzten gerüstfreien biologischen Klappenprothesen dieses Ziel erreichen können, wurde in verschiedenen Studien [28] bereits gezeigt. Dabei spielten jedoch Betrachtungen der Wurzelgeometrie bislang eine untergeordnete Rolle.

Die supraanuläre Implantationstechnik und die Anwendung nur einer Nahtreihe bei der Sorin Freedom Solo lässt wahrscheinlich eine noch größere geometrische Variabilität im Anulus aortae zu, weil dieser nicht mit Nahtmaterial fixiert wird. Damit ergibt sich das Potenzial für eine zusätzliche Steigerung der Haltbarkeit dieser Klappenprothese.

## 1.7 Fragestellung

Da die bisherigen Erkenntnisse zu den herzzyklusabhängigen Veränderungen im Bereich der Aortenwurzel vorwiegend tierexperimenteller Natur sind, steht der Nachweis ihrer Bedeutung für den Menschen noch am Anfang. Im Rahmen dieser Untersuchung soll geprüft werden, ob

1. die vorrangig im Tierversuch gewonnenen Einsichten in die Dynamik der Aortenwurzel auf den Menschen übertragbar sind,
2. eine relevante Verbesserung der geometrischen Variabilität der Aortenwurzel nach Klappenersatz nachgewiesen werden kann und
3. eine Angleichung der Geometrie und Dynamik der Aortenwurzel an das altersentsprechend herzgesunde „Normalkollektiv" gelingt.

Zur Untersuchung der Fragestellungen wurden zwei Patientengruppen gebildet. Die Patienten der einen Gruppe erhielten einen biologischen Aortenklappenersatz bei vorliegendem, schwerem Aortenklappenvitium. Die andere Patientengruppe ohne Aortenklappenvitium fungierte als Kontrollgruppe.

Die Untersuchung soll hauptsächlich klären, ob die durch eine Klappenerkrankung gestörte geometrische Variabilität der Aortenwurzel durch eine Klappenoperation mit einer gerüstfreien, supraanulär implantierten Herzklappe dem altersentsprechenden Normalzustand, der durch die Kontrollgruppe abgebildet wird, wieder angenähert werden kann.

## 2 Material und Methodik

### 2.1 Aortenklappenprothese – Sorin Freedom Solo

Die Sorin Freedom Solo Prothese (SORIN Group, Saluggia, Italien) besteht aus zwei Perikardblättern bovinen Ursprungs (Abb. 4). Eine Verstärkung durch nichtbiologisches Material, wie bei anderen gerüstfreien Prothesen üblich, ist nicht erforderlich.

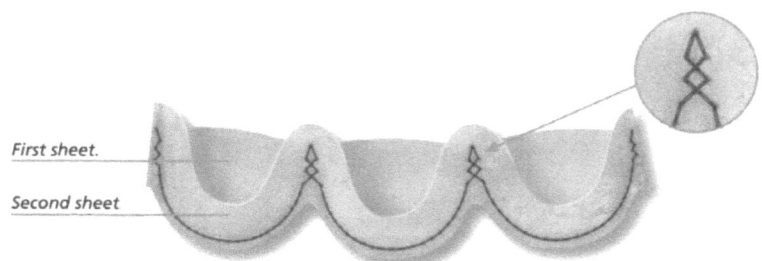

**Abb. 4**: Sorin Freedom Solo – Aufbau

Im Bereich der Kommissuren soll durch den Einsatz einer speziellen Nahttechnik eine bessere Verteilung der während der Herzaktion auftretenden Kräfte erreicht werden. Die beiden Perikardblätter sind so miteinander verbunden, dass in Öffnungsposition eine komplett zylindrische Konfiguration gestattet wird, um eine möglichst große Durchtrittsöffnung zu erreichen und damit eine optimale Hämodynamik zu gewährleisten. Dadurch kommt es zur Reduktion der Belastung der Klappenstrukturen. Nach der Fixierung mit Glutaraldehyd erfolgt eine Detoxifikation mit der Aminosäure Homocystein [44], um die freien, nicht gebundenen Glutaraldehydreste zu neutralisieren. Beide Perikardblätter durchlaufen die gleichen Detoxifikationsprozeduren. Da alle Glutaraldehydreste gebunden sind, entfallen die sonst intraoperativ notwendigen Spülungen, was eine Zeiteinsparung bedeutet. Die Klappe wird mit nur einer Nahtreihe in supraanulärer Position implantiert. Ein Zuschneiden der Sinus im Bereich der Koronarostien ist nicht erforderlich, da die Prothese schon entsprechend vorkonfektioniert wurde. Zur Größenbestimmung der individuell erforderlichen Klappenprothese erfolgt die Messung des Anulus aortae mit speziellen Instrumenten (sizern). Da die Prothese letztlich supraanulär implantiert wird, entspricht eine Klappe mit einer vom Hersteller auf der Verpackung notierten Größe von 23 eigentlich einer 25 mm durchmessenden Prothese.

## 2.2 Implantationstechnik

Die in dieser Untersuchung eingesetzte Sorin Freedom Solo Aortenklappenprothese wird ausschließlich supraanulär implantiert (Abb. 5).

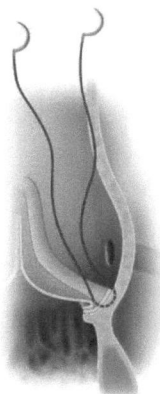

**Abb. 5**: supraanuläre Implantation

Die Implantationstechnik der Sorin Freedom Solo [34] lehnt sich weitgehend an die für die CryoLife O'Brien [32] Klappenprothese entwickelte Implantationstechnik an.
Im Anschluss an die Einleitung der Intubationsnarkose durch den Anästhesisten erfolgte die mediane Sternotomie des in Rückenlage befindlichen Patienten. Nach der Applikation einer ausreichenden und über Bestimmung der Activated Clotting Time (ACT) kontrollierten Menge Heparin wurden Aorta und rechtes Atrium kanüliert und die extrakorporale Zirkulation angefahren. Die Operationen fanden in Normothermie (35-37°C) statt. Eventuell durchzuführende Begleitprozeduren wurden vor Implantation der Klappe ausgeführt. Lediglich die proximalen Anastomosen des aortokoronaren Venenbypasses wurden unmittelbar vor dem Lösen der Aortenklemme genäht. Der kardioplegische Herzstillstand wurde durch intermittierende, antegrade Blutkardioplegie nach Calafiore [45] erreicht. Die Kardioplegie wurde dazu zunächst in die Aortenwurzel instilliert und später, nach Durchführung der queren Aortotomie, direkt in die Koronarostien eingeleitet. Die quere Aortotomie verlief ca. 0,5 bis 1 cm oberhalb des sinotubulären Übergangs. Die native Klappe wurde sorgfältig und in toto entfernt. Daran schloss sich die Dekalzifizierung des Aortenklappenanulus an. Die Messung des erforderlichen Klappendiameters erfolgte in Höhe des Aortenklappenanulus mithilfe der vom Hersteller der Klappenprothese empfohlenen Hilfsmittel. Um eine zentrale Insuffizienz der Klappe zu vermeiden, war der

tatsächliche Diameter der Klappenprothese größer als der gemessene Durchmesser im Ringbereich, womit eine problemlose supraanuläre Implantation gewährleistet wird. Mittels dreier Haltenähte im Bereich der Kommissuren wurde eine optimale Exposition der Aortenwurzel erreicht (Abb. 6a).

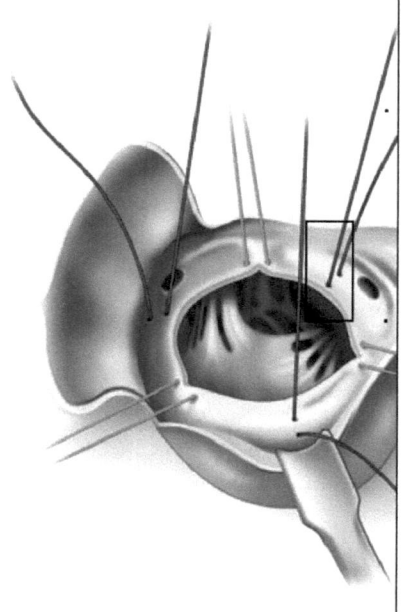
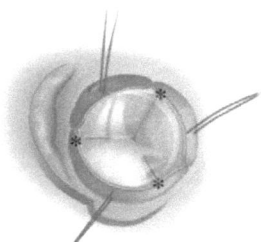

**Abb. 6a:** Haltenähte im Bereich der Kommissuren und supraanuläre Position der Klappennähte

**Abb. 6b:** Aufsicht mit Position der Nähte in Bezug auf die Kommissuren

Am tiefsten Punkt eines jeden Sinus wurde dann supraanulär eine 4-0 Prolene-Naht (Ethicon, Norderstedt) platziert (Abb. 6a und 6b). Die Nähte sollten im Winkel von 120° zueinander stehen und ca. 2-3 mm oberhalb des Aortenklappenanulus liegen. Im nächsten Schritt wurde ebenfalls am tiefsten Punkt eines jeden Sinus das äußere Blatt der Aortenklappenprothese durchstochen. Nachdem die Klappenprothese an den Nähten in Position geglitten war, wurden die Nähte geknotet.

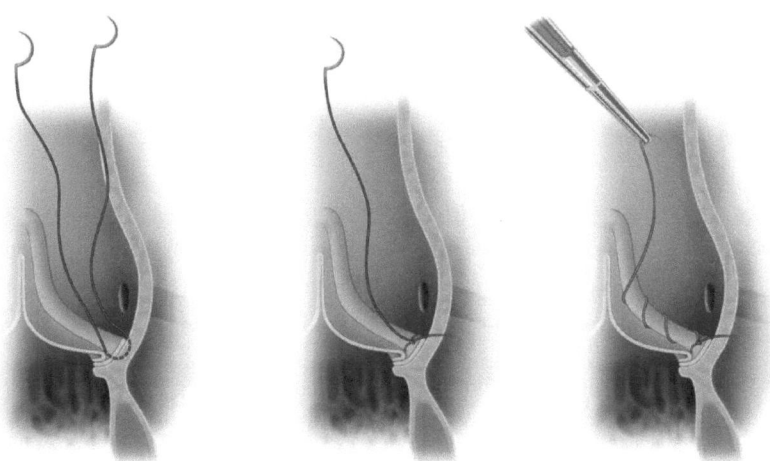

**Abb. 7:** Supraannuläre Implantation mittels fortlaufender Nahttechnik

Nun wurde mit raumgreifenden Stichen entlang des Sinus valsalva parallel zum Anulus und stets 2 bis 3 mm oberhalb desselben auf die benachbarte Kommissur zu genäht (Abb. 7) und damit das äußere Perikardblatt der Klappenprothese am Sinus valsalva fixiert.

Es waren sechs Teilnähte erforderlich. Die zwei jeweils benachbarten Nähte wurden dann an der Spitze der Kommissur ausgestochen und außerhalb der Aorta verknotet. Nach Öffnen der Aortenklemme, Entlüftung und Freigabe der Koronarperfusion erfolgte die Entwöhnung von der extrakorporalen Zirkulation und Dekanülierung. Mittels transösophagealer Echokardiographie wurde die Funktion der Klappenprothese überprüft und die weitere Entlüftung überwacht. Besonderes Augenmerk galt dabei eventuell vorliegenden trans- oder paravalvulären Regurgitationen oder einer Behinderung der Klappenöffnung. Nachdem temporäre Schrittmacherdrähte aufgenäht worden waren, wurde der schichtweise Wundverschluss vorgenommen.

## 2.3 Studiendesign und Studienziel

Bei der von uns durchgeführten Untersuchung handelte es sich um eine prospektive, nicht randomisierte Studie. Mit der Studie sollte nachgewiesen werden, dass die im Tierversuch gewonnenen Einsichten bezüglich der Dynamik der Aortenwurzel auch auf den Menschen übertragbar sind. Außerdem sollten die Auswirkungen der Implantation einer Herzklappe auf die

Beweglichkeit der Aortenwurzel betrachtet werden.

### 2.3.1 Ein- und Ausschlusskriterien

In die Untersuchung eingeschlossen wurden Patienten mit der Indikation zum primären biologischen Aortenklappenersatz, unabhängig vom zugrunde liegenden Vitium. Patienten, die bereits Träger einer Klappenprothese in Aortenposition waren, wurden nicht einbezogen. Ebenso wenig wurden Patienten mit aktiver Endokarditis in die Studiengruppe aufgenommen. Intraoperativ erforderliche Begleitprozeduren (aortokoronarer Bypass, Vorhofablation) waren kein Ausschlusskriterium, sofern sie keinen Einfluss auf die Geometrie der Aortenwurzel hatten. Außerdem wurden nur Patienten zur Studie zugelassen, die physisch in der Lage waren, zur Nachuntersuchung nach drei bis sechs Monaten zu erscheinen. Weiterhin durfte keine Kontrastmittelallergie bestehen, um an der computertomographischen Untersuchung teilnehmen zu können. Patienten mit schweren Schilddrüsen- oder Nierenerkrankungen bzw. dialysepflichtige Patienten, denen kein jodhaltiges Kontrastmittel appliziert werden konnte, wurden ebenfalls nicht berücksichtigt.

Die Kontrollpatienten, die als ‚Normalpopulation' für die Evaluation der CT-Messungen herangezogen wurden, waren in den meisten Fällen von niedergelassenen Kollegen zur kardialen Computertomographie überwiesen worden. Dabei stand der Verdacht auf ein Klappenvitium nicht im Vordergrund. Eine Nachuntersuchung war bei fehlender kardiochirurgischer Operationsindikation nicht notwendig.

### 2.3.2 Patienten

Der Rekrutierungszeitraum für die in die Studie einbezogenen Patienten erstreckte sich vom März 2006 bis zum Januar 2008. In diesem Zeitraum wurden alle Patienten, die älter als 70 Jahre alt waren und damit eine biologische Klappe erhalten sollten, prinzipiell in die Studie eingeschlossen. Weiterhin galten die bereits unter 2.3.1 genannten Kriterien, um in die Klappengruppe aufgenommen zu werden. Kontraindikationen, die den Einsatz der Sorin Freedom Solo verhinderten und zum Teil erst intraoperativ festgestellt werden konnten, waren starke Verkalkungen der Sinus valsalvae, bikuspide Aortenklappen und Aneurysmen bzw. Ektasien der Aorta ascendens, die die Bereiche der für die Messungen herangezogenen Abschnitte (AR, STJ, AA) mit einschlossen. Notfallpatienten wurden nicht in die Studie einbezogen. Es wurden fast ausschließlich Patienten mit einer reinen Aortenklappenstenose berücksichtigt. Bei den Aortenklappenstenosen lag zum Teil eine erstgradige Begleitinsuffizienz vor, die jedoch nicht dazu führte, dass der entsprechende Patient in der Kategorie „kombinierte Vitien" geführt wurde.

### 2.3.3 Präoperative Daten und Diagnostik

Von jedem Patienten wurden zunächst demographische Angaben (Name, Geburtsdatum, Geschlecht, Größe, Gewicht) erfasst und eine Anamnese erhoben. Besonderer Wert wurde auf die Registrierung kardialer Risikofaktoren gelegt. Als präoperative Routinediagnostik wurde ein EKG geschrieben und ein präoperatives Routinelabor angefertigt. Alle Patienten unterzogen sich im Rahmen der üblichen präoperativen Diagnostik einer Koronarangiographie zum Ausschluss oder aber zur Feststellung einer koronaren Herzerkrankung. Abhängig vom Untersucher wurde hier auch eine Evaluation des Klappenvitiums vorgenommen. Die Graduierung des Schweregrades des Herzklappenvitiums erfolgte mittels transthorakaler Echokardiographie. Weiterhin wurde ein Kardio-CT bei jedem Patienten durchgeführt.

## 2.4 Echokardiographie

### 2.4.1 Allgemeine Datenakquisition

Zur Durchführung der transthorakalen Echokardiographie wurden kommerziell erhältliche Geräte mit 3,5 MHZ Schallkopf von Hewlett Packard (Sonos 5500) und General Electrics (Vivid 7) verwendet. Die Datenakquisition erfolgte in standardisierten Schallwandlerpositionen und Schnittebenen, den Empfehlungen des Standardisierungskomitees der Amerikanischen Gesellschaft für Echokardiographie folgend [46].
Dabei wurden die verschiedenen Bildgebungsmodi – B-Modus, M-Modus, CW- (continuouswave), PW- (pulsedwave), und Farbdoppler – je nach zu erfassendem Messwert eingesetzt.
Der Patient befand sich in Linksseitenlage. Zunächst wurde das Herz in links parasternaler Längsachsenebene dargestellt. Es konnten rechter und linker Ventrikel, linker Vorhof, Aorta ascendens, Aorten- und Mitralklappe abgebildet werden (Abb. 8a). Dadurch waren die Beurteilung von Mitral- und Aortenklappe und die Ausmessung der basalen Wandbestandteile des linken Ventrikels zur Hypertrophiebeurteilung im M-Modus möglich. Weiterhin konnten die Diameter von Aorta ascendens und der linksatriale Durchmesser – ebenfalls im M-Modus – bestimmt werden.

Der linksatriale Durchmesser wurde endsystolisch und parallel zur Mitralklappenebene vermessen. Ferner erfolgte in den beiden parasternalen Anlotungen eine erste Bewertung der Herzklappenfunktion im Farbdoppler-Modus.

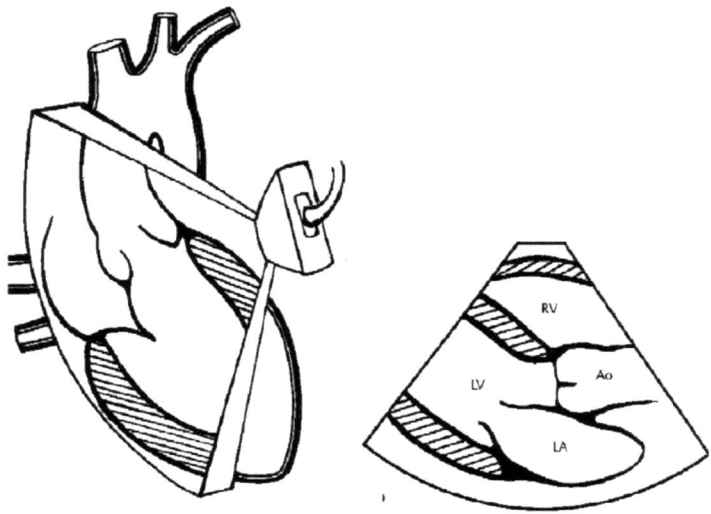

**Abb. 8a**: parasternal lange Achse [47]

Durch eine Rotation des Schallkopfes um 90° in Richtung der linken Schulter des Patienten erfolgte die Darstellung der kurzen parasternalen Achse (Abb. 8b).

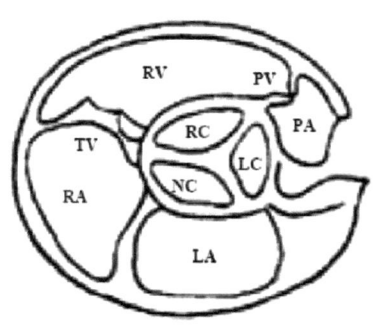

RV – rechter Ventrikel
RA – Rechter Vorhof
LA – linker Vorhof
PV – Pulmonalklappe
TV – Trikuspidalklappe
Aortenklappe:
    NC – nonkoronare Tasche
    RC – rechtskoronare Tasche
    LC – linkskoronare Tasche

**Abb. 8b**: parasternal kurze Achse [48]

Hier konnte die Öffnungsbewegung der Aortenklappentaschen geprüft werden. Weiterhin konnte in dieser Anlotung geprüft werden, ob eine trans- oder paravalvuläre Regurgitation vorliegt. Ebenfalls konnten Trikuspidalklappe und Pulmonalklappe begutachtet werden, die jedoch bei dieser Untersuchung nicht im Vordergrund standen.

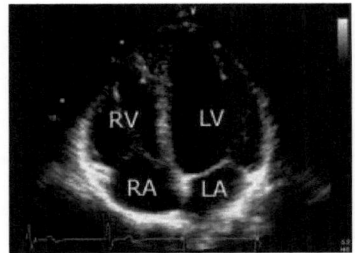 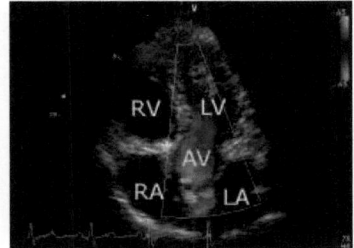

**Abb. 8c**: 4-Kammer-Blick         **Abb.8d**: 5-Kammer-Blick

Die Ejektionsfraktion wurde im 4-Kammer-Blick (Abb. 8c) sowohl visuell als auch planimetrisch beurteilt. Außerdem war es in dieser Einstellung möglich, sowohl die Mitral-, als auch die Trikuspidalklappe einzuschätzen. Es wurden Druckgradienten und auch Insuffizienzen quantifiziert. Durch eine leichte Kippbewegung war der 5-Kammer-Blick (Abb. 8d) einzustellen, der die funktionelle Bewertung der Aortenklappe bzw. der Aortenklappenprothese erlaubte. Mittels dopplersonographischer Verfahren wurden Flussgeschwindigkeiten ermittelt, aus denen dann Druckgradienten berechnet werden konnten.

Alle quantitativen Distanzmessungen folgten der von der Amerikanischen Gesellschaft für Echokardiographie vorgeschlagenen leading-edge-Methode [49]. Die Rohdaten wurden digital gespeichert, sodass ein Vergleich der prä- und postoperativen Daten zu einem späteren Zeitpunkt möglich war.

## 2.4.2 Aortenklappenbezogene Messungen

Gemessen wurden auch die in der Routinediagnostik üblichen Parameter, wie Druckgradienten über der Aortenklappe bzw. -prothese (CW-Doppler), Druckgradienten im LVOT (PW-Doppler) und LVOT-Diameter.

Um die Flussgeschwindigkeit über der Aortenklappe bzw.-prothese zu bestimmen, wurde der CW-Messstrahl durch die Aortenklappenebene gelegt.

Dazu wurde der Patient in Linksseitenlage gebracht und eine apikale Schallkopfposition gewählt. Im 5-Kammer-Blick stellt sich die Aortenklappe dar (Abb. 8d). Zur Untersuchung der Flussverhältnisse im LVOT wurde das Messfenster des PW-Doppler-Strahls oberhalb der Aortenklappenebene im linksventrikulären Ausflusstrakt positioniert.

Die Druckgradienten wurden dann nach der vereinfachten Bernoulli-Gleichung (Abb. 9) ermittelt, die in die Computer der Echokardiographiegeräte implementiert ist.

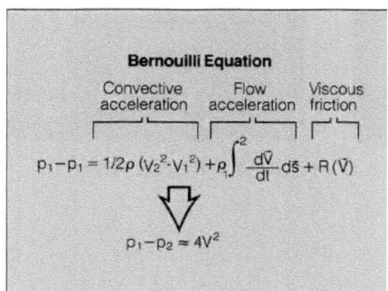

**Abb. 9**: Bernoulli - Gleichung [50]

Mittels der Flussgeschwindigkeiten über der Klappe und im LVOT sowie mithilfe des LVOT-Diameters konnte dann per Kontinuitätsgleichung (Abb. 10) die Aortenklappenöffnungsfläche berechnet werden.

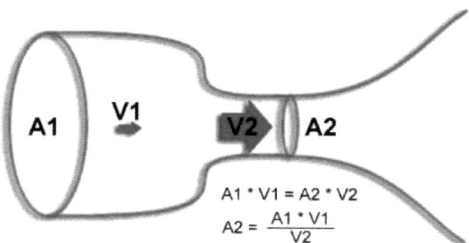

**Abb. 10:** Kontinuitätsgleichung [51]

Zusätzlich wurde auch der Klappenöffnungsflächenindex (EOAI) bestimmt. Der Effective Orifice

Area Index (EOAI) ermittelt sich wie folgt:

$$EOAI = \frac{EOA}{BSA}$$

Zur Identifikation und zur Quantifizierung von Insuffizienzen diente die farbkodierte Dopplerechokardiographie.

## 2.5 Computertomographie

Bei allen Patienten wurde präoperativ eine Computertomographie erstellt. Dafür wurden Geräte von Toshiba® (Toshiba, Otawara Japan) eingesetzt. Zunächst wurde mit einem Aquilion 64 gearbeitet, später dann mit einem Aquilion One.

### 2.5.1 Allgemeine Datenakquisition

Es wurden folgende Parameter zur Bilddatengewinnung gewählt: 400 ms Rotationszeit der gantry und 64/ 320 x 0,5 mm Detektor Kollimation. Die Röhrenspannung betrug 120 kV bei 350 mA und einem pitch-Faktor von 0,2. Simultan zur Bilderfassung wurde ein Elektrokardiogramm angefertigt. Als Kontrastmittel wurde Ultravist 370 (Bayer-Schering Pharma, Berlin, Deutschland) mit einer Jodkonzentration von 370 mg/ml verwendet. Eine Gesamtmenge von 90 ml Kontrastmittel wurde mit einer Geschwindigkeit von 5 ml/min in die V. cubitalis injiziert. Daran schloss sich eine Kochsalzinjektion mit einem Volumen von 30 ml und der gleichen Injektionsgeschwindigkeit an. Für alle Kontrastmittelgaben wurde ein Injektionsautomat (power injectorsystem – Dual shot GX, NemotoKyorindo, Tokyo, Japan) eingesetzt. Nach der intravenösen Kontrastmittelapplikation startete der Spiral-scan zur Datenerfassung per bolustracking genau dann automatisch, wenn in der Aorta descendens ein Kontrastwert von mindestens 150 HU gemessen wurde. Zur Senkung der Herzfrequenz und damit zur Verbesserung der Bildqualität wurde, wenn erforderlich, Atenolol (Tenormin®, AstraZeneca, London, UK) verabreicht.

Auf diese Weise ließ sich für jeden Patienten ein hochaufgelöster Datensatz des gesamten Herzens – einschließlich der Aorta ascendens – erstellen. Die Bilddaten wurden im Anschluss rekonstruiert und mittels EKG-gating in 10 Phasen unterteilt. Dazu wurde das RR-Intervall in 10 Zeitabschnitte gegliedert (Abb. 11). Zu jedem Zeitabschnitt wurde ein kompletter Datensatz berechnet.

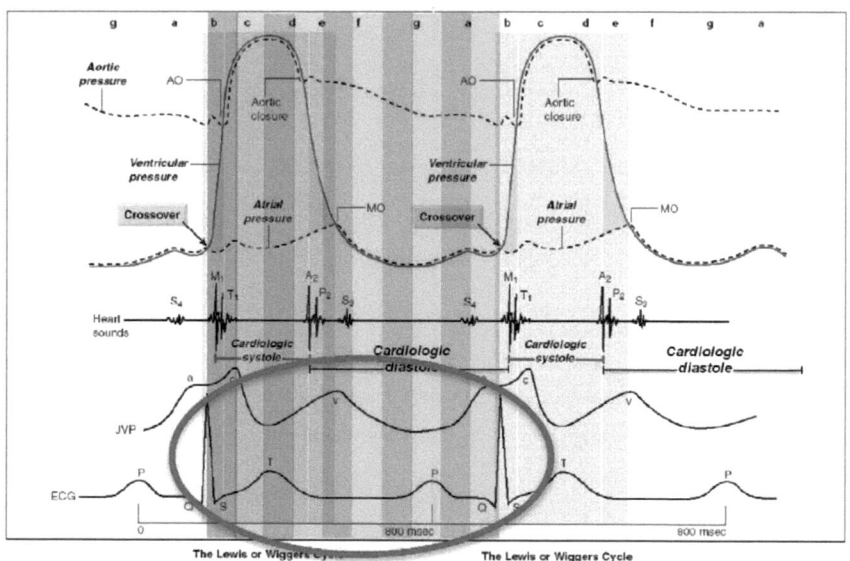

**Abb. 11**: Phaseneinteilung der Herzaktion in Abhängigkeit vom EKG [52]

Um die zeitliche Auflösung zu verbessern und Bewegungsartefakte bei Patienten mit höheren Herzfrequenzen (HF > 65 bpm) zu minimieren, wurde ein sogenannter multicycle Rekonstruktionsalgorithmus [53, 54] benutzt, der zur Berechnung die Rohdaten von bis zu vier Herzzyklen heranzieht.

Eine möglichst hohe räumliche Auflösung der rekonstruierten Bildserien wurde erreicht, indem ein speziell für Herzuntersuchungen bereitgestellter Rekonstruktionskernel mit einer Schichtdicke von 0,5 mm und eine Überlappung der Schichten von 20 % verwendet wurde. Die Bildmatrix hatte eine Auflösung von 512 x 512 Pixeln, was einem Gesichtsfeld von 180 mm und einer Pixelgröße von 0,35 x 0,35 mm (12-13 Linienpaare pro Zentimeter) entspricht.

### 2.5.2 Aortenklappenbezogene Messungen

Die Aufbereitung der computertomographischen Rohdaten erfolgte in einer speziellen, zum CT-System gehörenden Workstation (Vitrea®). Während der Aufzeichnung eines Herzzyklus' wurde der EKG-gegatete Datensatz weiterverarbeitet. Das EKG-Signal wurde zwischen zwei R-Zacken in

10 Zeitabschnitte, T0 bis T9, eingeteilt. Zu jedem dieser Zeitpunkte wurden Messungen von Flächen oder Distanzen vorgenommen. Die CT-Daten wurden in der multiplanaren Ansicht beurteilt, bei der gleichzeitig drei senkrecht aufeinander stehende Schnittebenen dargestellt werden können (Abb. 12).

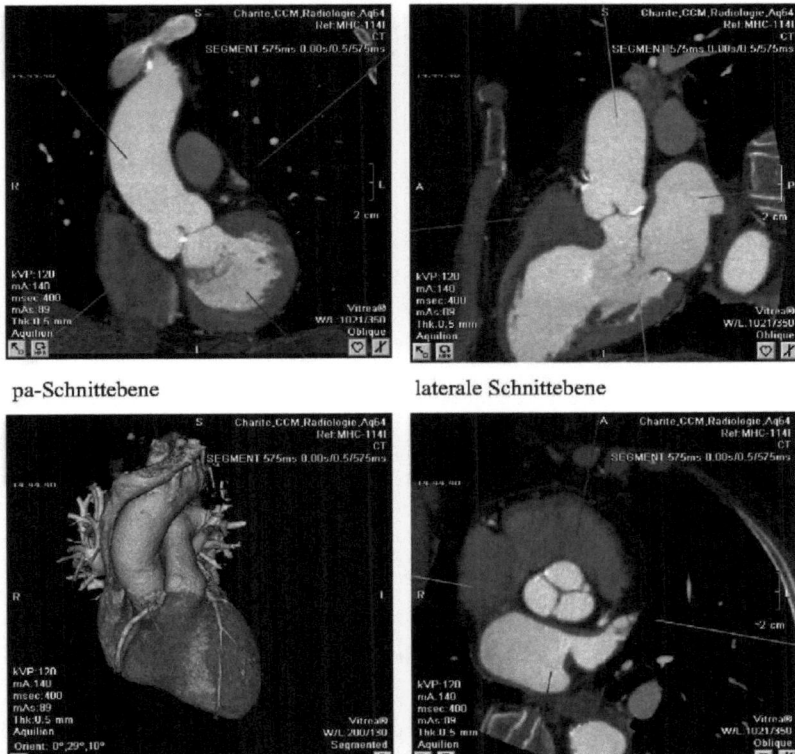

pa-Schnittebene                    laterale Schnittebene

3D-Darstellung                     sagittale Schnittebene

**Abb. 12**: Darstellung der CT-Schnittebenen

Die Flächen- und Distanzmessungen wurden an 4 verschiedenen, vorher definierten Positionen im Bereich der Aortenwurzel durchgeführt (Abb. 13).

→ Aorta ascendens (AA): 20 mm oberhalb des sinutubulären Übergangs

→ Sinutubulärer Übergang (STJ)

→ Anulus aortae (AR)

→ LVOT: 5 mm unterhalb des Anulus aortae

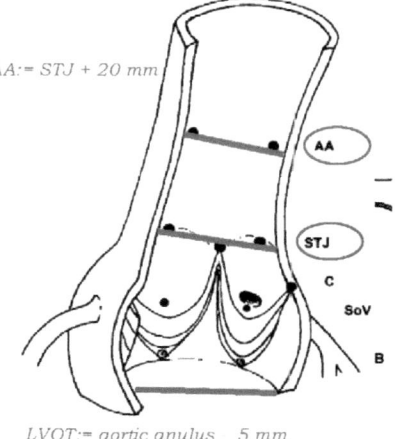

**Abb. 13**: Messebenen, bezogen auf die Aortenwurzel

An jeder dieser vier Messpositionen erfolgte zu allen zehn berechneten Zeitabschnitten eine Flächenbestimmung, sodass jedem Patienten pro Untersuchungsgang 40 Messwerte zugeordnet werden konnten.

## 2.6 Postoperative Datengewinnung und follow up

Die Patienten wurden frühestens nach drei Monaten zur Nachuntersuchung einbestellt. Der längste Follow-up Zeitraum betrug ca. ein Jahr. Bei der Beurteilung der Variabilität der follow-up-Zeitspanne spielten weitere Krankenhausaufenthalte und die begrenzte Mobilität der Patienten eine entscheidende Rolle. Im Rahmen der Nachuntersuchung wurden die bereits präoperativ durchgeführten Untersuchungen – wie Echokardiographie und Computertomographie – wiederholt. Außerdem wurde ein EKG geschrieben und die subjektive Befindlichkeit des Patienten dokumentiert. Die Belastbarkeit und die derzeitige Medikation der Patienten wurden ebenfalls erfasst.

### 2.6.1 Echokardiographie

Der Untersuchungsablauf und die erhobenen Daten entsprachen den bereits präoperativ ermittelten

Werten. Besonderes Augenmerk wurde auf die Druckgradienten über der Aortenklappe und auf die Suche nach trans- oder paravalvulären Regurgitationen gelegt.

### 2.6.2 Computertomographie

Auch hier wurde der bereits zuvor beschriebene Untersuchungsablauf wiederholt. Die Messungen erfolgten an den in Abbildung 13 ersichtlichen Messpositionen, um eine Vergleichbarkeit der Flächen zu ermöglichen.

### 2.7 Statistik

Die statistische Aufarbeitung der Daten und deren Analyse wurde mit Hilfe des Software-Programms SPSS Version 16 (SPSS Inc., Chicago, IL, USA) und Microsoft Excel, Version 2007 (Microsoft Corporation, Redmond, CA, USA) durchgeführt. Es wurde eine deskriptive Statistik erstellt, welche die Berechnung der Mittelwerte, der Standardabweichung sowie der Varianz beinhaltet. Weiterhin wurden, den statistischen Standards entsprechend, 95%-ige Konfidenzintervalle berechnet. Ein p-Wert unter 0,05 wurde als statistisch signifikant angesehen. Durch die insgesamt geringen Fallzahlen war es nicht möglich, die Daten auf Normalverteilung zu prüfen. Aus diesem Grunde wurden prinzipiell nichtparametrische Prüfverfahren angewendet, wobei an der Stelle der sonst üblichen asymptotischen p-Werte die exakten p-Werte berechnet wurden.
Die prä- und postoperativen echokardiographisch-hämodynamischen Ergebnisse wurden mit Hilfe des Wilcoxon-Tests für verbundene Stichproben auf ihre statistische Signifikanz hin untersucht. Die präoperativen Basiswerte und die nur einmal erfassten klinischen Parameter wurden mit dem Mann-Whitney-U-Test auf Unterschiede zwischen den Gruppen geprüft. Zur besseren Veranschaulichung wurden boxplots der wichtigsten echokardiographisch erhobenen Parameter sowie der Operationszeiten erstellt.
Die via CT erfassten Flächen wurden folgendermaßen ausgewertet: die Beweglichkeit wurde durch die Fläche unter der normierten Flächenverlaufskurve gemessen. Die Messung erfolgte in gleichen zeitlichen Abständen. Dadurch war sie unabhängig von den gewählten Zeitintervallen zwischen zwei Messungen und proportional zur Gesamtsumme der Messwerte, sowie auch zum Mittelwert der Messungen eines Zyklus'. Der Vergleich der Flächen unter der Kurve (AUC) vor und nach der Operation wurde dann mit dem Kruskal-Wallis-Test durchgeführt. Ein Nachteil dieser Betrachtung

liegt darin, dass sich positive und negative Flächen auslöschen und somit bei nicht nur positiven Flächenverläufen eine Verfälschung auftreten kann.

Aus diesem Grund wurden Maxima und Minima ermittelt und deren Differenz als Maß für die Schwankungsbreite berechnet. Die so erhaltenen Werte wurden dann mittels der bereits zuvor genannten statistischen Verfahren ausgewertet. Ein letzter Test beruht auf der bereits eben erwähnten Differenz, die dann durch den Mittelwert der jeweils gemessenen Flächen geteilt wurde. Dieser Test wird im weiteren Verlauf als „relative Differenz" bezeichnet.

# 3 Ergebnisse

Im Folgenden werden OP-Gruppe und Kontrollgruppe ergebnisbezogen gegenübergestellt. Die 15 Patienten der OP-Gruppe wurden in einem Zeitfenster, das vom 3. bis zum 12. postoperativen Monat reichte, einbestellt und nachuntersucht. Im Beobachtungszeitraum fand keine Explantation der eingesetzten Aortenklappenprothesen statt. Weiterhin konnte auch keine Endokarditis nachgewiesen werden. Einer erneuten Herzoperation musste sich während dieses Zeitraumes kein Studienteilnehmer unterziehen.

Betrachtet man die 15 Patienten der Kontrollgruppe, so bestanden keine operationspflichtigen kardialen Befunde. Bei dieser Patientengruppe wurde zumeist eine ambulante Computertomographie des Herzens durchgeführt. Die Indikation zu dieser Untersuchung wurde in den meisten Fällen durch den behandelnden Hausarzt bzw. Kardiologen gestellt. Bei fast allen Patienten handelte es sich dabei um eine Routinediagnostik oder aber die Untersuchung diente dem Ausschluss eines Anfangsverdachts in Bezug auf eine koronare Herzerkrankung. Operationspflichtige Klappenvitien lagen nicht vor. Nichtsdestotrotz waren kardiale Begleiterkrankungen, wie beispielsweise das Vorhandensein eines Herzschrittmachers oder nicht interventionsbedürftige Stenosen der Koronararterien zu verzeichnen.

## 3.1 Patientendaten

Zunächst wurden die patientenabhängigen Daten, wie Alter, Geschlecht, Gewicht und Größe gegenübergestellt. Weiterhin wurden die Körperoberfläche (BSA) und der Body Mass Index (BMI) bestimmt. Letzterer diente der Beurteilung des Vorliegens einer Adipositas und berechnet sich aus dem Quotienten des Körpergewichtes in Kilogramm und dem Quadrat der Körpergröße in Metern. Als Norm gilt ein BMI von 20 - 25 $kg/m^2$.

### 3.1.1 Demographische Daten (Alter, Geschlecht)

Das mittlere Alter der Patienten der Kontrollgruppe am Tag der Untersuchung betrug ca. 64 Jahre. Der jüngste Patient war 50 Jahre alt und der älteste Patient 82 Jahre.
Der Altersdurchschnitt der Patienten der OP-Gruppe betrug am Tag der Implantation der Sorin Solo Bioprothese 75 Jahre, wobei der jüngste Patient 70 Jahre alt und der älteste Patient 83 Jahre war.
Im Vergleich der Kontrollpatienten- und der Solo-Patientengruppe ergeben sich aufgrund der

starken Streuung bezüglich des Alters, die vor allem in der Kontrollgruppe zu finden ist, signifikante Unterschiede (Tabelle 1). Die Patienten der Kontrollgruppe sind jünger als die der Sologruppe.

|  | Solo-Gruppe | Kontroll-Gruppe | Signifikanz |
|---|---|---|---|
| Anzahl der Patienten | 15 | 15 | / |
| Alter | 75 ± 4,3 [70-83] | 64 ± 8,1 [50-82] | 0,000049 |
| Männlich | 6 (40%) | 8 (53%) | > 0,05 |
| Weiblich | 9 (60%) | 7 (47%) |  |
| Größe [cm] | 166 ± 6,6 [154-178] | 173 ± 7,3 [162-190] | 0,011 |
| Gewicht [kg] | 74,0 ± 14,8 [51-97,1] | 80,7 ± 11,9 [57-102] | 0,299 |
| BMI [kg/m$^2$] | 26,7 ± 4,4 [17,5-33,9] | 26,9 ± 3,4 [23,1-32,3] | 0,806 |
| BSA [m$^2$] | 1,9 ± 0,2 [1,5-2,1] | 2,0 ± 0,2 [1,6-2,3] | 0,163 |

**Tabelle 1**: präoperative demographische Daten

60% der Studienteilnehmer der OP-Gruppe und 47% der Patienten der Kontrollgruppe waren weiblich. Die Geschlechterverteilung in beiden Gruppen war vergleichbar (Tabelle 1). Es besteht diesbezüglich kein signifikanter Unterschied zwischen den beiden Gruppen.

3.1.2    Patientenbezogene Daten (Gewicht, Größe, BMI, BSA)

Bei allen an der Studie teilnehmenden Patienten wurden Gewicht, Größe, Body Mass Index (BMI) und die Körperoberfläche (BSA) bestimmt.
Hinsichtlich der Körpergröße bestehen signifikante Unterschiede zwischen den Gruppen, wohingegen alle übrigen Parameter wie Gewicht, BMI, und BSA statistisch gesehen nicht signifikant unterschiedlich sind (Tabelle 1).

3.1.3    Klappenvitien

In der OP-Gruppe hatten vierzehn Patienten eine operationspflichtige Aortenklappenstenose. Bei neun Patienten konnte eine begleitende Insuffizienz ersten Grades diagnostiziert werden, die jedoch ohne hämodynamische Relevanz war und die Indikation zum Aortenklappenersatz nicht in entscheidendem Maße beeinflusst hat. Vier Patienten hatten eine isolierte Aortenklappenstenose ohne Begleitinsuffizienz.

Die folgende Tabelle gibt einen kurzen Überblick über die zur Operation führenden Klappenvitien sowie über die präoperativen Druckgradienten, Öffnungsflächen und den vorliegenden Herzrhythmus.

|  |  | Solo-Gruppe |
|---|---|---|
| Aortenklappenvitium | Stenose | 13 |
|  | Insuffizienz | 1 |
|  | Kombiniertes Vitium | 1 |
| Ejektionsfraktion |  | 53,9 ± 9,7 |
| Druckgradient | Max. DG [mmHg] | 69,9 ± 27,6 [11,7-125] |
|  | Mean DG [mmHg] | 41,9 ± 17,6 [7,2-80,7] |
| Herzrhythmus | Sinusrhythmus | 13 |
|  | Vorhofflimmern | 2 |

**Tabelle 2**: präoperative klinische Daten

Eine mittelgradig eingeschränkte Ejektionsfraktion von 30-50% lag bei vier Patienten vor. Die übrigen elf Patienten hatten eine altersentsprechend normale Ejektionsfraktion von über 50%.

### 3.1.4 Herzrhythmusstörungen

Herzrhythmusstörungen im Sinne eines Vorhofflimmerns traten bei der Kontrollgruppe nicht auf. Eine Patientin, die bei einem AV-Block III° schrittmacherpflichtig war, wurde durch den implantierten Schrittmacher kontinuierlich AV-sequentiell übergeleitet. Die übrigen Patienten der Kontrollgruppe hatten einen Sinusrhythmus.

In der folgenden Tabelle sind der follow-up-Zeitraum und der während der Nachuntersuchung diagnostizierte Herzrhythmus der Patienten der OP-Gruppe aufgeführt. Zu beachten ist, dass durch das hohe Alter und Krankenhausaufenthalte einige der Patienten nicht zu den vorgeschlagenen Terminen erscheinen konnten, wodurch eine große Streuung des Nachuntersuchungsintervalls verursacht wurde.

|  |  | Solo-Gruppe |
|---|---|---|
| Follow up Zeitraum in Monaten |  | 4,9 ± 2,4 |
| Herzrhythmus der Patienten | SR beim follow up | 11 |
|  | Chron. VHF (präop.) | 2 |
|  | VHF bis zur Entlassung | 3 |
|  | Chron. VHF beim follow up | 3 |
|  | Intermitt. VHF beim follow up | 1 |

**Tabelle 3**: postoperative Daten

Bei 86,7% der Patienten der OP-Gruppe wurde bei der Aufnahme ein Sinusrhythmus diagnostiziert. 13,3 % der Patienten litten bei der Aufnahme unter chronischem Vorhofflimmern. Während des postoperativen Verlaufs trat bei insgesamt vier Patienten, die zuvor im Sinusrhythmus waren, ein temporäres Vorhofflimmern auf, welches medikamentös behandelt wurde. Drei dieser Patienten verließen die Klinik mit weiterhin bestehendem Vorhofflimmern. Beim follow-up wurde bei einem Patienten mit zuvor bestehendem Sinusrhythmus eine anhaltende Tachyarrhythmie festgestellt. Ein anderer Patient hatte intermittierendes Vorhofflimmern. Alle Patienten waren klinisch beschwerdefrei.

## 3.2 Operative Daten

Im Folgenden werden die Begleitprozeduren und die unmittelbar mit der Operation zusammenhängenden Angaben dargestellt.

### 3.2.1 Begleitprozeduren

Bei 44% der Studienteilnehmer der OP-Gruppe wurde eine Begleitprozedur vorgenommen.
Die häufigste Begleitprozedur war die aortokoronare Bypass-Operation, die bei einem Drittel der in der Solo-Gruppe befindlichen Patienten erforderlich war. Bei zwei Patienten wurde zusätzlich zum Aortenklappenersatz ein Zweifach-Bypass angelegt. Bei drei Patienten war lediglich die Anlage eines Einfach-Bypasses erforderlich. Ein Patient wurde aufgrund der präoperativ erhöhten

Druckgradienten im LVOT mit einer Myektomie versorgt. Postoperativ ließ sich bei diesem Patienten eine deutliche Reduktion des LVOT-Druckgradienten nachweisen. Die Operationszeiten und Begleitprozeduren sind nachfolgend tabellarisch aufgelistet (Tabelle 4).

|  |  | Solo-Gruppe |
|---|---|---|
| OP-Zeit in Minuten |  | 121,3 ± 27,0 [90-170] |
| HLM-Zeit in Minuten |  | 54,5 ± 12,2 [43-82] |
| Klemm-Zeit in Minuten |  | 42,2 ± 11,6 [27-70] |
| Begleitprozeduren | CABG | 5 |
|  | VH-Ablation | 1 |
|  | Myektomie | 1 |
|  | gesamt | 7 (46,7%) |

**Tabelle 4**: perioperative Daten

Bei genauerer Betrachtung stellen sich Unterschiede der OP-Zeiten in Abhängigkeit von den Begleitprozeduren heraus. Zudem hat der Schweregrad der Verkalkung der Aorta einen nicht unwesentlichen Einfluss auf die Dauer der OP-Zeit (Tabelle 5), da vor der Implantation der Klappe eine weitestgehende Entkalkung der Aortenwurzel angestrebt wurde.

|  | isolierter AKE | Kombinationseingriffe | Signifikanz |
|---|---|---|---|
| Gesamt-OP-Zeit in Minuten | 111 ± 25,9 [90-160] | 133 ± 23,6 [100-170] | nein (p = 0,09) |
| Herz-Lungen-Maschinen-Zeit in Minuten | 46,1 ± 2,5 [43-52] | 64 ± 12 [45-82] | ja (p = 0,009) |
| Aortenklemmzeit | 35,6 ± 1,9 [32-38] | 49,7 ± 13,3 [27-70] | ja (0,021) |

**Tabelle 5**: OP-Zeiten

### 3.2.2 Komplikationen

Während des Eingriffs und des postoperativen Verlaufs waren in der Patientengruppe keine schwerwiegenden Komplikationen zu verzeichnen. Es waren keine kreislaufunterstützenden Systeme wie intraaortale Ballonpumpen (IABP) und linksventrikuläre Assistsysteme (LVAD) erforderlich. Bei vier Patienten trat im Laufe der postoperativen Betreuung ein zumindest temporäres Vorhofflimmern auf. Eine Schrittmacherimplantation war aber bei keinem Patienten erforderlich. Ebenso wurde postoperativ kein Apoplex oder ein anderes relevantes neurologisches Defizit diagnostiziert. Eine persistierende Dialysepflichtigkeit war genauso wenig zu verzeichnen.

## 3.3 Echokardiographische Daten

Im Weiteren werden die echokardiographischen Daten der OP-Gruppe dargestellt. Für die Patienten der Kontrollgruppe liegen keine echokardiographischen Messwerte vor.
Die postoperativ ermittelten Druckgradienten der OP-Gruppe variierten erwartungsgemäß mit dem Klappendurchmesser. Die eingesetzten Klappendurchmesser, die der Abbildung 18 zu entnehmen sind, sind annähernd gleich verteilt. Berechnet man den Durchschnitt der verwendeten Prothesendurchmesser, ergibt sich ein Wert von 26,2 mm. In der intraoperativ durchgeführten transösophagealen Echokardiographie gab es keinen Nachweis einer trans- oder paravalvulären Regurgitation. Alle Klappenprothesen stellten sich morphologisch intakt dar. Eine intraoperative Revision der Aortenklappenprothese war bei keinem der Patienten erforderlich.
Bei drei Patienten wurde bei der follow-up-Echokardiographie eine Insuffizienz I° über der Klappe diagnostiziert. Dabei handelte es sich in allen drei Fällen um eine transvalvuläre Regurgitation ohne hämodynamische oder klinische Relevanz. Paravalvuläre Insuffizienzen traten nicht auf.

### 3.3.1 Hämodynamische Daten

Bei den Patienten der OP-Gruppe betrug der präoperativ erhobene maximale Druckgradient über der Aortenklappe im Durchschnitt 74,1 ± 23,6 mmHg mit einer Spanne von 38,7 bis 125,0 mmHg. Der durchschnittliche Wert der präoperativ gewonnenen mittleren Druckgradienten betrug 44,3 ± 15,5 mmHg (23,8 - 80,7 mmHg).

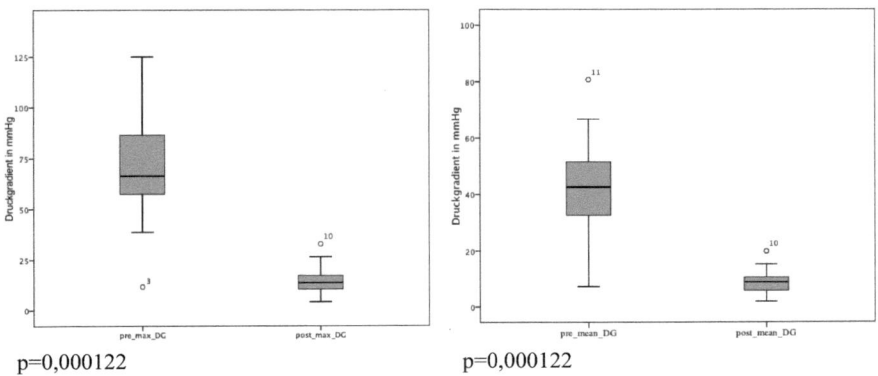

p=0,000122                    p=0,000122

**Abb. 14:** Vergleich prä- und postoperativer maximaler und mittlerer Druckgradienten

Erwartungsgemäß zeigte sich bei den postoperativen Ergebnissen ein deutlicher, statistisch signifikanter Abfall der Druckgradienten über der Klappenprothese (Abb. 14).

Bei den postoperativen Messwerten betrug der durchschnittliche maximale Druckgradient über der Aortenklappenprothese 14,1 ± 6,3 mmHg (4,2 - 26,5 mmHg). Beurteilt man die mittleren Druckgradienten, so ergibt sich ein Durchschnittswert von 8,1 ± 3,7 mmHg bei einer Streuung von 4,6 mmHg bis 10,7 mmHg.

Bildet man die postoperativen transthorakal gemessenen maximalen und mittleren Druckgradienten in einem Diagramm ab, so zeigt sich – dem Klappendurchmesser entsprechend – folgendes Bild (Abb. 15):

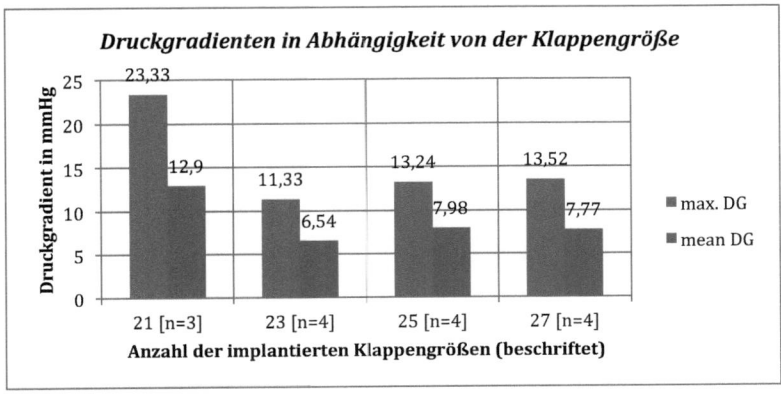

**Abb. 15:** Druckgradienten abhängig vom Klappendurchmesser

Erwähnenswert ist, dass die Druckgradienten über den mit 23, 25 und 27 ausgewiesenen Klappen etwa gleich groß sind, sich insgesamt aber alle auf sehr niedrigem Niveau befinden und dementsprechend gute hämodynamische Eigenschaften bieten.

Weiterhin wurde die Berechnung des EOAI (Abb. 16) nach der oben beschriebenen Formel (S. 23) durchgeführt. Es zeigte sich eine deutliche Steigerung des EOAI im Vergleich zu den präoperativen Werten. Sowohl die Veränderungen der Aortenklappenöffnungsfläche (p=0,0003) als auch die der EOAI (p=0,0003) waren statistisch signifikant.

Alle berechneten Werte beruhen auf echokardiographisch erhobenen Daten (Flussgeschwindigkeiten und Diametern).

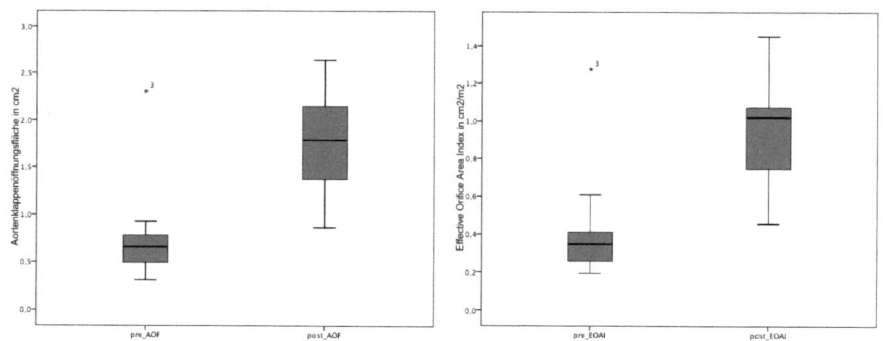

**Abb. 16**: Vergleich der prä- und postoperativen AÖF und des EOAI

Betrachtet man die Ejektionsfraktion, so war bei den präoperativen Patienten die durchschnittliche linksventrikuläre Ejektionsfraktion mit 54 ± 9,3% niedriger als die durchschnittliche postoperative linksventrikuläre Ejektionsfraktion mit 57,2 ± 6,1 % (Abb. 17). Es ließ sich jedoch keine statistische Signifikanz nachweisen (p=0,250).

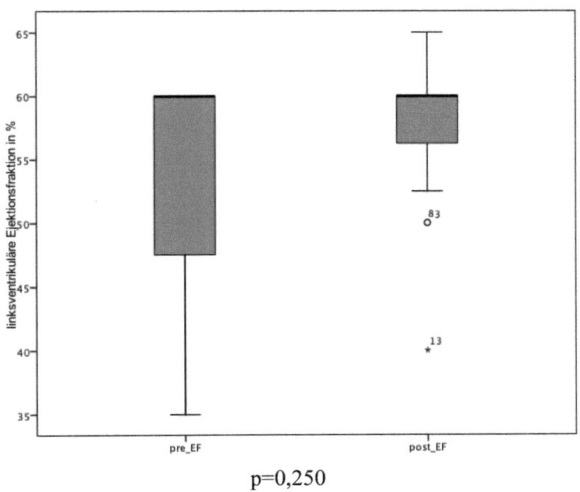

p=0,250

**Abb. 17:** Vergleich prä- und postoperativer Ejektionsfraktion

### 3.4 Computertomographische Messergebnisse

Wie bei der Kontrollgruppe wurden auch bei der Gruppe der operierten Patienten die Flächenveränderungen über den Zeitraum eines Herzzyklus' erfasst. Dabei wurden zwei Messreihen aufgezeichnet – prä- und postoperativ. In den folgenden Diagrammen werden die daraus berechneten Mittelwerte von Kontroll-Gruppe und OP-Gruppe gegenübergestellt.

Aufgrund der vier Messpositionen und der zehn Zeitabschnitte wurden je Patient 40 Flächenmesswerte erhoben. Gleichzeitig wurde die maximale Distanz vermessen. Für die Auswertung wurden dann lediglich die Flächenmessungen herangezogen. Die Flächen wurden unter Verwendung von Microsoft Excel graphisch dargestellt. Zunächst wurden Kurvenscharen gebildet, wobei jede Kurve einem Patienten entspricht. Dies soll am Beispiel der Kontrollgruppen-Messreihen verdeutlicht werden.

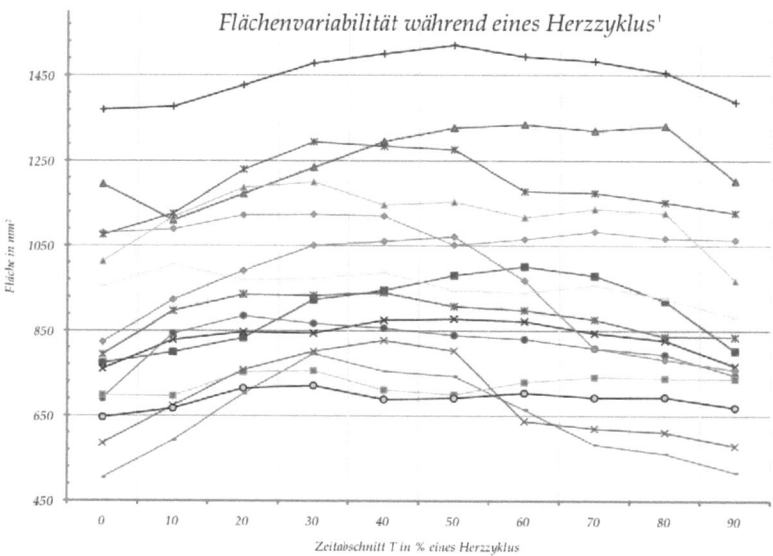

**Abb. 18**: Kontrollgruppe; Flächen absolut; Messposition AR

Beispielhaft sind in der obigen Abbildung (Abb. 18) die Flächenverläufe der Patienten der Kontrollgruppe über einen EKG-Zyklus in Höhe der Messposition AR abgebildet. Die Variabilität der Flächen bei den verschiedenen Patienten der Kontrollgruppe ist sehr hoch, was den großen interindividuellen Unterschieden zuzuschreiben ist. Betrachtet man den ersten Flächenmesswert zum Zeitpunkt T0, so streuen die Werte zwischen 500 $mm^2$ und 1400 $mm^2$. Da es in der Untersuchung vorrangig um relative Flächenänderungen an einer Messposition über den Zeitraum eines Herzschlags ging, sind die Daten im nächsten Schritt der Auswertung als prozentuale Abweichung der Flächen, bezogen auf den Messwert zum Zeitpunkt T0, dargestellt worden (Abb. 19).

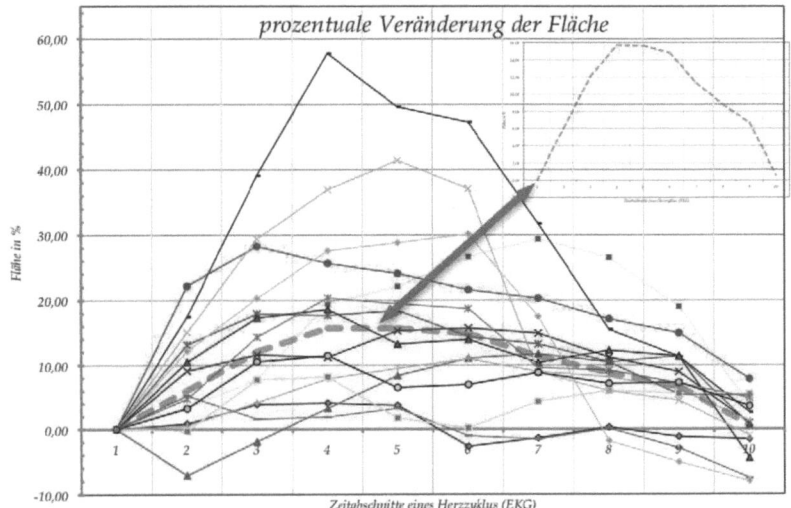

**Abb. 19:** Kontrollgruppe; Flächen relativ in %; Messposition AR; rot gestrichelte Linie → Mittelwerte; im Einschub – Anpassung der Skalierung

Aus Gründen der Übersichtlichkeit werden bei der Gegenüberstellung der Flächenvariabilität der Gruppen nur die Mittelwerte berücksichtigt, wie dies in Abbildung 19 exemplarisch gezeigt wurde. Stellt man die gemittelten, relativen Flächenänderungen der Patienten der Kontrollgruppe an allen vier Messpunkten (LVOT, AR, STJ, AA) in einem Diagramm dar, erhält man den zeitlich versetzten Verlauf der Flächendilatationen. Dies ist der Abbildung 20 zu entnehmen.

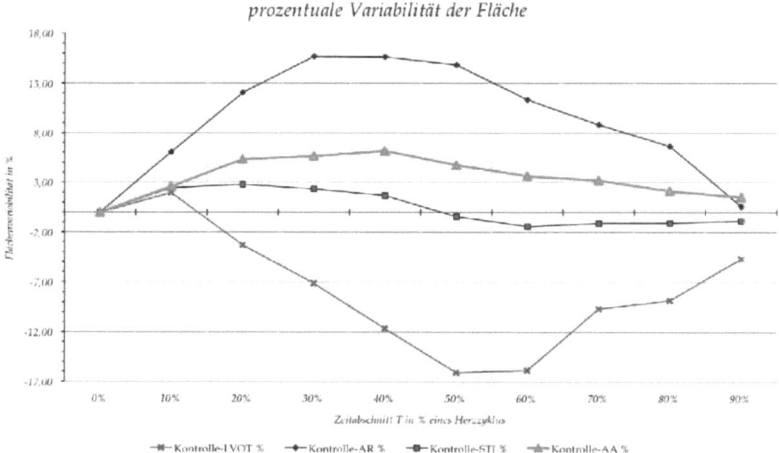

**Abb. 20:** Kontrollgruppe; Flächenvariabilität in % auf den ersten Messwert bezogen

Gut nachweisbar ist, am Beispiel der Kontrollgruppe, die Flächenreduktion im Bereich des LVOT während der Austreibungsphase. Hier beträgt die prozentuale Abnahme im Vergleich zum ersten Messwert 16%. Die Gesamtvariabilität unter Einbeziehung der Flächendilatation beim Zeitpunkt T1 ergibt 18%. Der Kurvenverlauf ist somit typisch für die muskulären Wandbestandteile dieser Messposition, die zu einer aktiven Verkleinerung der Fläche führen. Die größte Flächenzunahme ist im Bereich des Anulus aortae nachweisbar. Hier werden Flächenveränderungen von bis zu 15,7% im Laufe eines Herzzyklus' erreicht. Auffällig ist der Kurvenverlauf am sinotubulären Übergang. Die Kurve kreuzt die x-Achse bei etwa 50% des Zeitverlaufs. Insgesamt ist die Flächenvariabilität deutlich geringer ausgeprägt und wird mit insgesamt nur 4,2% berechnet. Die Kurve an der Messposition der Aorta ascendens weist durchweg positive Anteile auf. Das Maximum der Flächenzunahme von 6,2% wird beim Zeitabschnitt T4 erreicht.

Die relative Flächenabweichung, bezogen auf den jeweils vorangegangenen Messwert, ergibt die in Abbildung 21 dargestellte Konstellation. Gut erkennbar sind die zeitlichen Zusammenhänge der Kontraktionsphasen.

Für die Kontrollgruppe stellt sich am Messpunkt des LVOT nach anfänglicher Erweiterung der Querschnittsfläche eine über die nächsten drei Zeitabschnitte annähernd konstante Reduktion der Fläche dar. Erst während des letzten Drittels des Herzzyklus' erfolgt in der Diastole die Zunahme der Querschnittsfläche.

Im Hinblick auf den Anulus aortae kann man beobachten, dass die maximale Flächenzunahme im ersten Drittel des Herzzyklus' stattfindet. Die Flächenunterschiede zwischen zwei benachbarten

Phasen sind bei der T1-Phase maximal. Der obere Scheitelpunkt der Flächenzunahme liegt zwischen T3 und T4.

Ein zeitlicher Zusammenhang der Flächendilatationen an den unterschiedlichen Messpunkten ist aus der Grafik nur eingeschränkt ableitbar.

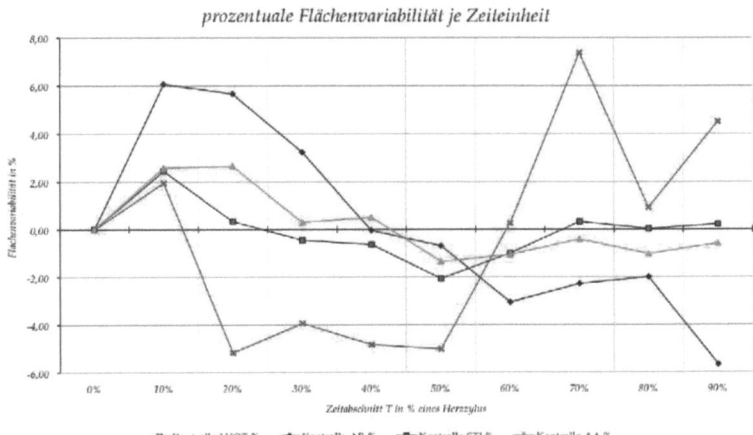

**Abb. 21:** Kontrollgruppe; Flächenvariabilität in % auf den jeweils vorherigen Messwert bezogen

### 3.4.1 Messergebnisse an der Messposition linksventrikulärer Ausflusstrakt

Die Kurvenverläufe von Kontroll-Gruppe und präoperativer Solo-Gruppe sind grundsätzlich vergleichbar (Abb. 22). Die absolut gemessenen Flächen sind zwar unterschiedlich, was jedoch durch die verschiedenen demographischen Daten bedingt ist. Die Probanden der Kontrollgruppe waren größer (statistisch signifikant) und hatten ein etwas höheres Körpergewicht (statistisch nicht signifikant). Zunächst ist am zweiten Messpunkt T1 ein Ansteigen der Fläche zu verzeichnen, bevor eine Reduktion der Querschnittfläche erfolgt, die etwa bei T5 ihr Minimum erreicht.

Die postoperative Gruppe hat dagegen einen flacheren Kurvenverlauf. Der Kurvenanstieg zu Beginn ist auch hier nachvollziehbar. Das Flächenminimum wird im Vergleich zu den beiden anderen Kurven später erreicht (T7).

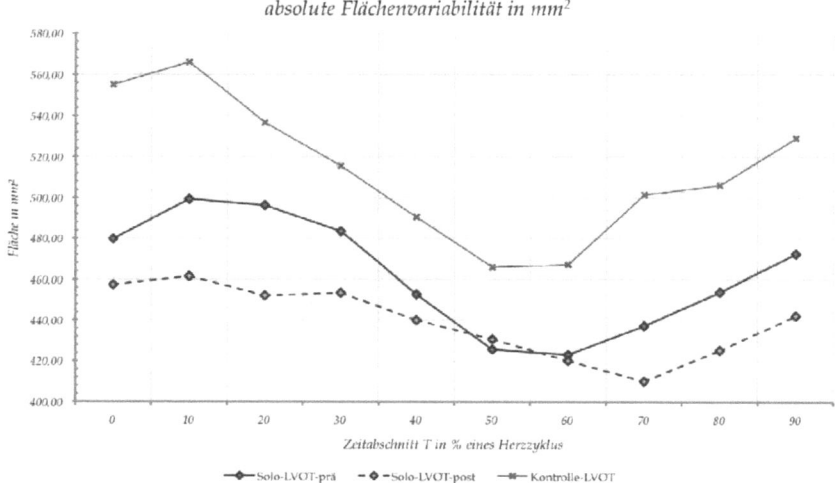

**Abb. 22:** absolute Flächenvariabilität in mm² von Kontrollgruppe und prä-/postop. Solo-Gruppe an der Messposition LVOT

Stellt man die Veränderungen der Querschnittflächen relativ auf die erste Messung bezogen dar, ergibt sich folgendes Bild (Abb. 23).

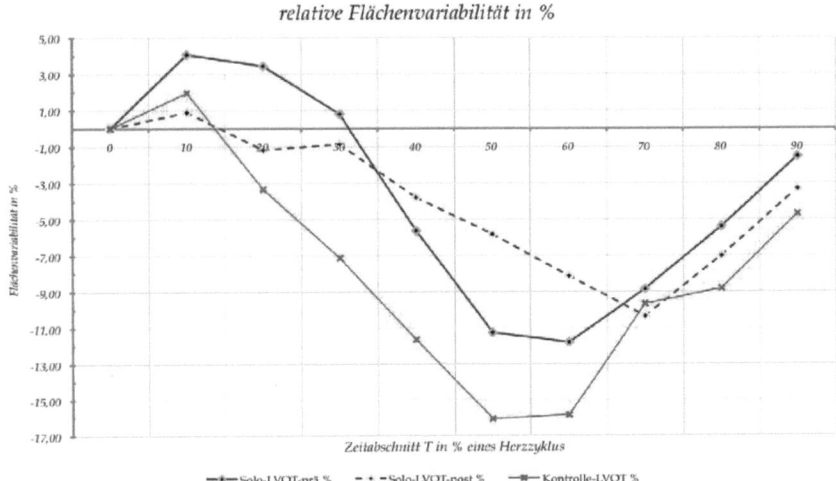

**Abb. 23:** relative Flächenvariabilität in % von Kontrollgruppe und prä-/postop. Solo-Gruppe an der Messposition LVOT

Deutlich erkennbar ist der flachere Kurvenverlauf der postoperativen Gruppe. Die Flächenzunahme (T1) beträgt nur 0,9% verglichen mit den 4,1 % bei der präoperativen Gruppe. Die endsystolische, bei 70% (T7) des Messintervalls erreichte, minimale Querschnittfläche ist 10,4% geringer als die Ausgangsfläche. Die präoperative Kurve hat ihr Minimum von 11,8% bereits zwischen der T5- und der T6-Marke. Bei der Kontrollgruppe reduziert sich die Querschnittsfläche um 16,1%.

Vergleicht man die prä- und die postoperative Gruppe, so lassen sich statistisch (Differenzbildung) signifikante (p= 0,007) Unterschiede feststellen. Legt man der Berechnung die relative Differenz $\frac{Max.-Min.}{Mittelwert}$ zugrunde, dann ergibt sich ein p von 0,064 und damit keine statistische Signifikanz.

Betrachtet man die Kontrollgruppe und die postoperative Gruppe, so liegt ein ähnliches Verhalten vor. Auch hier lässt sich mittels des Differenz-Tests eine statistische Signifikanz (p= 0,004) nachweisen. Prüft man die Gruppen mittels relativer Differenz-Berechnungen, ergibt sich keine statistische Relevanz.

### 3.4.2 Messergebnisse an der Messposition Anulus aortae

An der Messposition des Anulus aortae (AR) fällt eine Differenz im Verlauf der Flächendilatation von präoperativer Gruppe und Kontrollgruppe auf. Der Kurvenverlauf ähnelt sich im Grundsatz, aber die maximal erreichbare Variabilität ist bei der Kontrollgruppe deutlich größer und liegt bei ca. 15,7%. Bei der OP-Gruppe wurde vor dem Eingriff lediglich eine Dehnbarkeit von 10,5% nachgewiesen. Der Anstieg der Kurven zu Beginn der Herzaktion ist vergleichbar. Ab dem dritten Zeitabschnitt unterschieden sich die Kurven deutlich.

Stellt man die Kurve der Solo-Gruppe nach dem Eingriff den präoperativen Daten gegenüber, so tritt zu Beginn der Aufzeichnung ein markant steilerer Anstieg der Kurve hervor. Auch die maximal mögliche Flächenzunahme steigt auf 12,8% an. Die Werte der Kontrollgruppe werden allerdings nicht erreicht (Abb. 24).

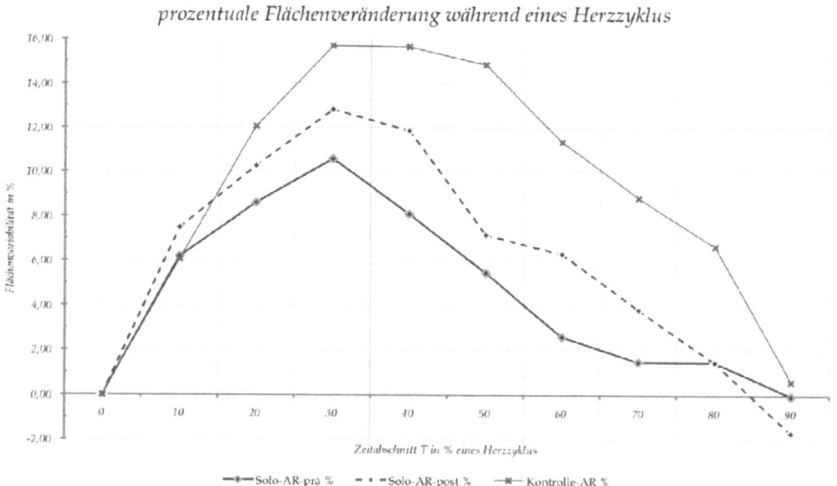

**Abb. 24:** relative Flächenvariabilität in % von Kontrollgruppe und prä- bzw. postoperativer Solo-Gruppe an der Messposition Anulus aortae

Statistisch gesehen lässt sich mit den hier eingesetzten Verfahren keine Signifikanz zwischen prä- und postoperativer Gruppe zeigen. Bei der Differenzbetrachtung ergibt sich ein p von 0,135. Betrachtet man die relative Differenz, berechnet sich ein p von 0,095.

Beim Vergleich von Kontrollgruppe und postoperativer Gruppe lässt sich ebenfalls mit beiden Rechenverfahren (Diff.: p= 0,191 und rel. Diff.: p= 0,081) keine statistische Signifikanz nachweisen.

### 3.4.3 Messergebnisse an der Messposition Sinotubulärer Übergang

Bei der Analyse der Kurven mit den relativen Flächenveränderungen an der Messposition des sinotubulären Übergangs sticht der s-förmige Kurvenverlauf der Kontrollgruppe hervor. Allerdings sind die Kurvenausschläge sehr gering und liegen zwischen -1,4% und +2,8%.

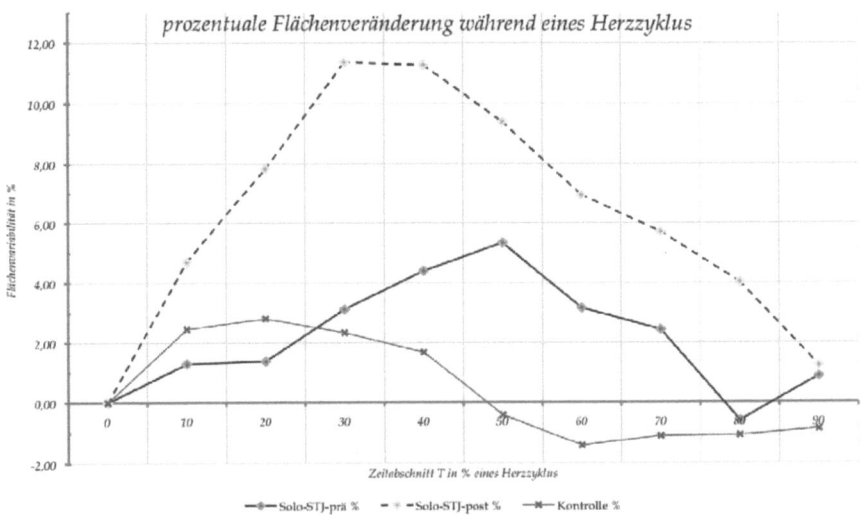

**Abb. 25:** relative Flächenvariabilität in % von Kontrollgruppe und prä-/postop. Solo-Gruppe an der Messposition STJ

Die der Abbildung zugrunde liegende Kurvenschar zeigt eine hohe Streuung und wurde deshalb - aus Gründen der Übersichtlichkeit - nicht abgebildet. Einzelne Kurven erreichen Abweichungen von -14%, andere Kurven von +14%.

Bei der präoperativen Gruppe liegt das Gros der Kurven im positiven Bereich. Hier sind im Einzelfall auch Flächenzunahmen von bis zu 22,5% realisiert worden. Die Mehrheit der Kurven der präoperativen Gruppe befindet sich jedoch über der x-Achse und ist somit positiv. Das spiegelt sich erneut im durch die Mittelwerte gebildeten Kurvenverlauf (Abb. 25) wider.

Der postoperative Verlauf der Flächenvariabilität zeigt eine durchweg positive Auslenkung. Bei dieser Gruppe werden nur noch im Einzelfall negative Werte der Querschnittsflächenvariabilität verzeichnet. Die maximal erzielte Auslenkung eines einzelnen Probanden beträgt hier 31,2%. Auf der anderen Seite wird einmalig eine Verkleinerung der Querschnittsfläche bis auf -10,6% registriert. Die Mittelwertkurve zeigt zusammenfassend eine ausnahmslos positive Auslenkung der

Flächenveränderungen an dieser Messposition über die Dauer eines Herzzyklus'.

Die statistischen Berechnungen auf Grundlage der Differenz (p= 0,990) bzw. der relativen Differenz (0,679) zeigen, vergleicht man prä- und postoperative Gruppe, keine statistisch signifikanten Ergebnisse. Zieht man hingegen die statistischen Kalkulationen anhand der AUC heran, so ist eine statistische Signifikanz (p= 0,030) nachweisbar.

Beim Vergleich der postoperativen Gruppe mit der Kontrollgruppe ergibt sich für die Berechnungen auf der Basis der relativen Differenz eine statistische Signifikanz (p= 0,033), die sich bei bloßer Betrachtung der Differenzen (p= 0,184) nicht zeigen lässt. Die AUC-Kalkulationen sind, diesen Messpunkt betreffend, ebenfalls statistisch signifikant (p= 0,001).

3.4.4   Messergebnisse an der Messposition Aorta ascendens

Am Messpunkt der Aorta ascendens lässt sich zunächst eine annähernde Kongruenz des Verlaufs der Flächenvariabilität von Kontrollgruppe und präoperativer Solo-Gruppe darstellen (Abb. 26). Das Maximum der Flächenzunahme wird bei beiden Gruppen zum Zeitpunkt T4 erreicht und liegt bei 6,2% bzw. 6,6%. Auffällig ist die bei der präoperativen Gruppe insgesamt höhere Querschnittsfläche, trotzdem die demographischen Daten bei geringerem Gewicht und geringerer Körpergröße auch eine geringere Fläche suggerieren. Eventuell ist diese Beobachtung im Rahmen einer poststenotischen Dilatation zu erklären.

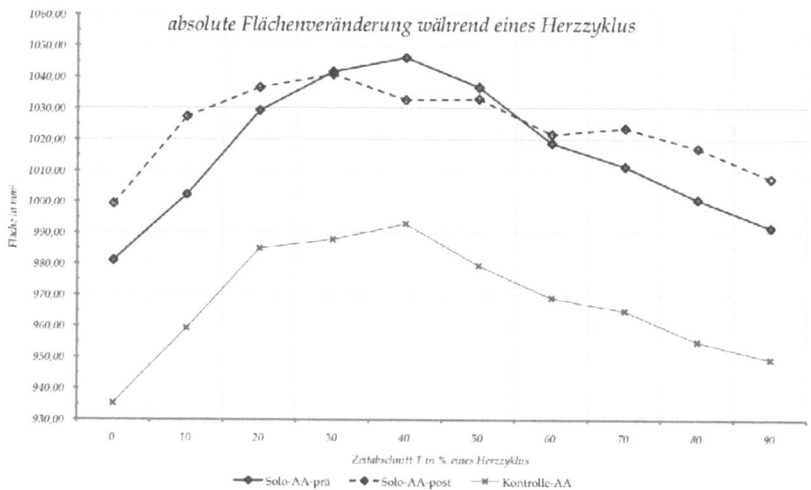

**Abb. 26:**   absolute Flächenvariabilität in mm$^2$ aller 3 Gruppen an der Messposition AA

Beim Kurvenverlauf der postoperativen Gruppe ist trotz der größten Ausgangsfläche aller drei Kurven keine, mit den anderen Messgruppen vergleichbare Zunahme der Querschnittsfläche während eines Herzzyklus' zu verzeichnen.

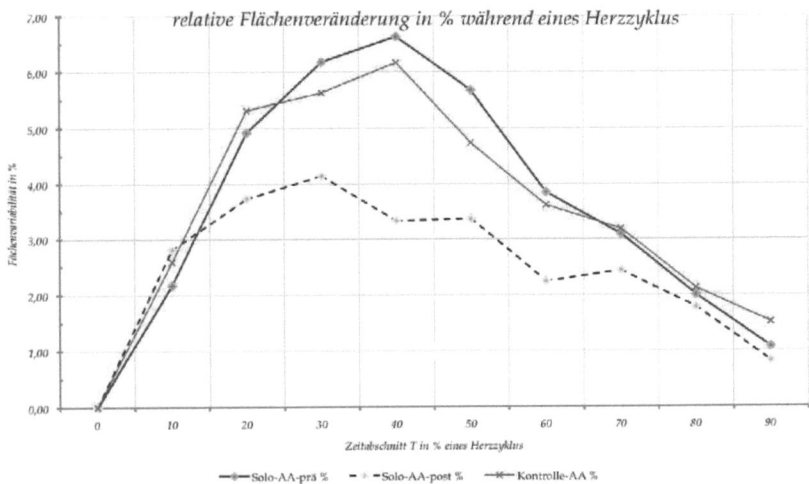

**Abb. 27:** relative Flächenvariabilität in % aller 3 Gruppen an der Messposition AA

Umgerechnet auf die Mittelwerte der postoperativen Kurvenschar ist eine maximale Flächenzunahme von nur 4,1% abzulesen (Abb. 27). Dieses Maximum wird schon etwas früher als bei den beiden anderen Gruppen erreicht, nämlich beim Zeitabschnitt T3.

Die Differenzanalyse (p=0,031) des Vergleichs der prä- und postoperativen Gruppe ergibt ein statistisch signifikantes Ergebnis. Gleiches lässt sich auch für die Berechnungen auf Basis der relativen Differenz (p=0,041) nachweisen.

Bei der Gegenüberstellung der Kontrollgruppe und der postoperativen Ergebnisse der OP-Gruppe beträgt p=0,050 (relative Differenz), d.h. es liegt ebenfalls eine statistische Signifikanz vor.

# 4 Diskussion

Zum gegenwärtigen Zeitpunkt stehen viele verschiedene Behandlungsformen zur chirurgischen Therapie von Aortenklappenvitien und Aortenwurzelerkrankungen zur Verfügung. Darin inbegriffen sind sowohl klappenerhaltende Operationen als auch der mechanische oder biologische Klappenersatz. Hinzu kommen zahlreiche Operationstechniken, um möglichst optimale Ergebnisse für den jeweiligen Operationsansatz zu erzielen. Bisherige Beobachtungen konzentrierten sich jedoch in erster Linie auf einfach messbare Parameter, die Aussagen über die hämodynamischen Eigenschaften der jeweiligen Operationsmethode zuließen. Dazu zählten vorwiegend echokardiographische Parameter. Auch die Langzeitergebnisse wurden vor allem angesichts der Morphologie [55, 56] und der Funktion [57, 58] der Klappenprothesen beurteilt.

Die dieser Verschleißerscheinung der Klappenprothesen zugrunde liegenden Mechanismen werden allerdings erst nach und nach verstanden. Hierbei spielt offensichtlich auch die Veränderlichkeit der Geometrie der Aortenwurzel eine große Rolle. Zahlreiche Studien deuten darauf hin, dass der Verschleiß einer Klappenprothese nicht ausschließlich mit hämodynamischen Parametern erfasst werden kann, sondern auch der Erhalt der normalen Geometrie des Klappen haltenden Apparates wichtig ist für die Entwicklung struktureller Klappendefekte [43, 59-61].

## 4.1 Hämodynamik der Sorin Freedom Solo

In der herzchirurgischen Abteilung der Charité wird die Sorin Freedom Solo Bioprothese seit dem Jahre 2004 erfolgreich eingesetzt. Seitdem wurden europaweit mehrere tausend Patienten mit dieser biologischen Herzklappe versorgt. In einer europäischen Multicenterstudie, die vom Juli 2004 bis August 2006 in 10 Kliniken 274 Patienten einschloss, konnten die exzellenten hämodynamischen Eigenschaften der Sorin Freedom Solo Bioprothese gezeigt werden [62]. Die Klappe ist einfach zu implantieren (siehe Abschnitt 2.2 Implantationstechnik). Die einzelne Nahtreihe hat sich im Beobachtungszeitraum als stabil erwiesen. Innerhalb des einjährigen follow-up-Zeitraums – es handelt sich bislang um Zwischenergebnisse – waren nur wenige perioperative Komplikationen zu verzeichnen. Eine bedeutsame Regression der linksventrikulären Masse war ebenfalls zu erkennen (Abb. 28).

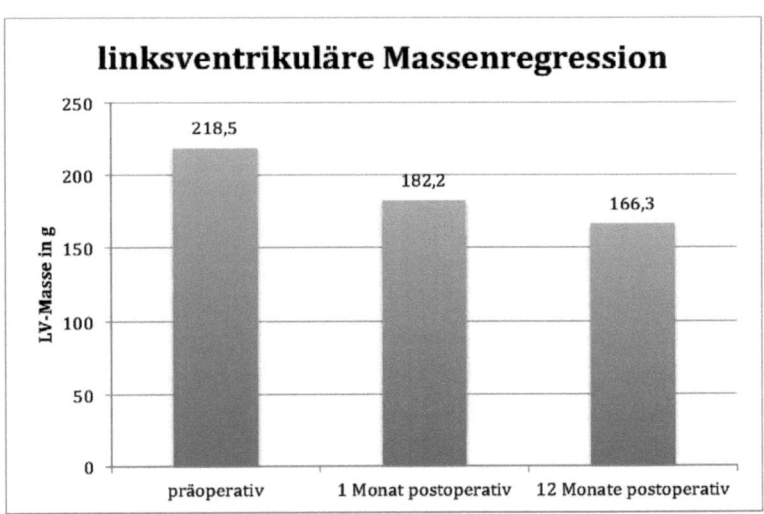

**Abb. 28**: Regression der LV-Masse im ersten postoperativen Jahr [62]

## 4.2 Biologische Aortenklappenprothesen und die Geometrie der Aortenwurzel

Die zu Beginn noch schlechten klinischen Ergebnisse der porcinen gerüstfreien Aortenklappenprothesen [17, 19] waren zum einen den mangelhaften technischen Erfahrungen und zum anderen den unvollkommenen Konservierungsprozessen der Prothesen geschuldet. Infolgedessen war die Reoperationsrate sehr hoch. Insbesondere die rechtskoronare Tasche, die beim Schwein muskulären Ursprungs ist, bereitete große Schwierigkeiten. Bei der Implantation der nativen Klappen waren Probleme mit dem Erhalt der Klappengeometrie aufgetreten, die zum Teil mit der Einführung von Compositklappen gelöst werden konnten. Dabei wurden drei nonkoronare Taschen zu einer „neuen" Klappenprothese zusammengefügt. Diese Klappen zeigten initial eine ausgezeichnete Koaptation, sodass Verziehungen in der Klappengeometrie, wie sie bei der Implantation nativer Klappen (Homograft) auftraten, zunächst in den Hintergrund gerieten. Im Verlauf von Jahren zeigten sich allerdings Klappenfehlfunktionen, hervorgerufen durch eine unzureichende Formaldehydkonservierung. In den frühen 1970er Jahren lag die Reoperationsrate bei ca. 50% nach der Implantation und das innerhalb von fünf Jahren.

Im Jahre 1969 hatte es den Anschein, als ob die bestehenden Probleme auf einen Schlag gelöst wären. Es wurden auf ein Gerüst montierte Herzklappen, die mit Glutaraldehyd fixiert waren, eingeführt [21, 22]. Durch diesen Schritt konnte auch für den weniger routinierten Operateur eine sofortige Schlusskompetenz der Klappenprothesen erreicht werden. Ursache dafür war die vorgegebene Struktur der Prothese. Ein weiterer Vorteil war, dass die neuen Herzklappen ebenso im Bereich der AV-Klappenebene, also als Mitral- und Trikuspidalklappenersatz eingesetzt werden konnten.

Leider wurden beide Neuerungen parallel eingeführt, sodass man die Chance einer mit Glutaraldehyd fixierten und gerüstfreien Klappenprothese vergab. Letztlich verschwanden die gerüstfreien Prothesen vorerst fast vollständig vom Markt.

Erst Mitte der 1980er Jahre wurden die mäßigen Langzeitergebnisse [25, 26, 63] der biologischen Klappen mit Gerüst offensichtlich. Das Prothesengerüst als nichtbiologische Struktur birgt ein gesteigertes Infektionsrisiko und erhöht konstruktionsbedingt die Degeneration der Klappentaschen. Die mechanische Belastung der Taschen und des Gerüsts ist ungleich höher als bei der nativen Klappe, da die Beweglichkeit der Taschen bei starrer Aufhängung im Gerüst nicht gegeben ist. So kann es beispielsweise zu Deformierungen, Rissen oder sogar Brüchen des klappentragenden Gerüsts unter anderem im Bereich der Kommissuren kommen [64].

Aus diesem Grund kam es im Jahr 1987 zur Wiedereinführung der gerüstfreien Prothesen, veranlasst durch David et al. [27]. Verschiedene Veränderungen im Klappendesign beseitigten die zuvor bestehenden Probleme der gerüstfreien Prothesen. So wurden z.B. die von den Klappenprothesen mit Gerüst bekannten und nachweislich gut funktionierenden Glutaraldehyd-Fixierungsprozesse übernommen.

Bei aktuellen gerüstfreien Herzklappenprothesen wie der Sorin Freedom Solo, werden die Glutaraldehyd-Fixierungsprozesse ebenfalls erfolgreich eingesetzt. Zusätzlich werden bei diesem Klappentyp die nach dem Fixierungsprozess verbleibenden freien Glutaraldehydreste mittels Homocystein gebunden. In Tierversuchen konnte sowohl bei der subkutanen Implantation entsprechend detoxifizierter Perikardpatches in der Ratte [65] als auch beim Klappenersatz im Schaf der Nachweis der Wirksamkeit der Methode erbracht werden: nach Explantation konnte eine deutliche Reduktion des Kalziumgehaltes der homocysteinbehandelten Proben, verglichen mit den unbehandelten Gegenstücken, nachgewiesen werden.

Der zunächst im Vordergrund stehende Hauptvorteil der Klappenprothesen ohne Gerüst lag zum Zeitpunkt der Wiedereinführung dieses Klappentyps wie auch heute noch in der Versorgung älterer Patienten mit kleinen Aortendurchmessern. Hier konnte durch die supraanulär implantierte Herzklappenprothese der Nachteil einer zusätzlichen Lumeneinengung durch das Gerüst der Klappe vermieden werden [66]. Dadurch ließ sich eine nominell größere Klappe implantieren, als dies mit einer auf ein Gerüst montierten biologischen Klappe möglich wäre. Größere Klappendurchmesser bedeuten auch größere Durchtrittsöffnungen, die mit niedrigeren Flussgeschwindigkeiten und damit mit geringeren transvalvulären Druckgradienten einhergehen. So können aus hämodynamischer Sicht gerüstfreie Klappen die gleichen transvalvulären Flussgeschwindigkeiten erreichen wie ihre im Innendurchmesser 2 mm größeren Prothesenpendants mit Gerüst. Insgesamt ist das Risiko, eine (im Sinne eines Patient-Prosthesis-Mismatches) für den entsprechenden Patienten zu kleine Klappe einzusetzen, deutlich geringer [67].

Gerüstfreie, biologische Klappenprothesen bieten – durch ihre größere Flexibilität – bessere Möglichkeiten, die natürliche Beweglichkeit der Aortenwurzel zu erhalten. Damit geht eine Verminderung der Belastung der Taschen einher.

Die hämodynamischen Vorteile der gerüstfreien Klappenprothesen konnten inzwischen mehrfach belegt werden [68-71]. Eine klinische Studie aus Italien wies beispielsweise eine Zunahme der Klappenöffnungsfläche von über 20% nach, die mit einer Abnahme der transvalvulären Druckgradienten von mehr als 50% einherging [72]. Bereits zuvor durchgeführte Studien aus dem Jahre 1997 [73] zeigten die hämodynamische Überlegenheit der supraanulären Implantation. Hier konnte bestätigt werden, dass der Anteil eines postoperativ niedrigen mittleren Druckgradienten über der Aortenklappenprothese in der Gruppe der supraanulär implantierten Klappen bei 86% lag. In der Gruppe der mit einer intraanulär implantierten Klappe versorgten Patienten lag der Anteil bei nur 24%.

Auch wir konnten mittels Echokardiographie die ausgezeichneten hämodynamischen Werte der Sorin Freedom Solo bei den hier untersuchten Patienten belegen. So fiel der präoperativ gemessene maximale Druckgradient von durchschnittlich 74,1 mmHg auf einen signifikant ($p=0,0001$) geringeren postoperativen Wert von durchschnittlich 14,1 mmHg ab. Das gleiche Bild zeigte sich auch bei den mittleren Druckgradienten, die von präoperativ 44,3 mmHg auf ebenfalls signifikant geringere 8,1 mmHg absanken. Weitere Studien zu vergleichbaren gerüstfreien Klappen bestätigten diese guten hämodynamischen Resultate [74].

Prüft man die Aortenklappenöffnungsflächen und die EOAI-Werte, so ergibt sich ein analoges Bild. Auch hier wird eine signifikante Verbesserung ($p=0,0003$) erzielt. Die Öffnungsflächen steigen von präoperativ 0,73 cm$^2$ auf 1,74 cm$^2$.

Bei allen klinischen Studien, die nicht unter Laborbedingungen und invasivem Monitoring durchgeführt werden, ist jedoch zu bedenken, dass die ermittelten Gradienten nicht nur vom Diameter der verwendeten Prothese, sondern auch von Parametern wie Volumenstatus, Ventrikelfunktion und linksventrikulärer Hypertrophie abhängig sind.

## 4.3 Die Aortenwurzel – Bedeutung und Funktion

Die Aortenwurzel reicht von der Spitze des anterioren Mitralsegels bis hin zum sinotubulären Übergang. Der unterhalb der Klappenebene gelegene Teil wird als LVOT bezeichnet.

Die Aortenklappe besteht aus drei Taschen, die aus der Aortenwand entspringen und dort einen kronenförmigen, fibrösen Ring [75] bilden.

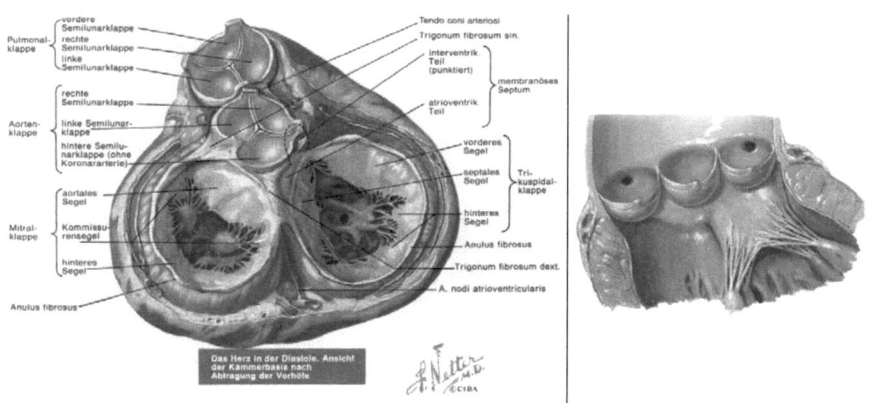

**Abb. 29**: Anatomie der Aortenklappe [76]

Am herznahen Pol einer jeden Tasche befindet sich der Sinus valsalvae, aus welchem im anatomischen Normalfall im Bereich des links- und des rechtskoronaren Sinus die Herzkranzgefäße hervorgehen. Am herzfernen Pol stoßen die Taschen im Bereich der Kommissuren aneinander. Dort befindet sich auch der sinotubuläre Übergang (Abb. 29, 30). Er markiert die Grenze zur Aorta ascendens. Unterhalb des Sinus valsalvae liegt der Anulus aortae, der den Übergang von der Aortenwurzel zum linken Ventrikel markiert.

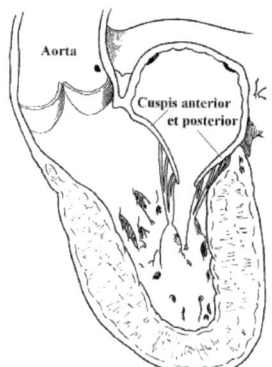

**Abb. 30**: anatomische Beziehung von LVOT und Aortenklappe [77]

Obwohl die Bestandteile der Aortenwurzel nur ein relativ kurzes Stück zwischen dem linken Ventrikel und der Aorta ascendens ausmachen, belegen diese Strukturen eine strategisch entscheidende Position.

Sie interagieren [40] miteinander und unterliegen während des Herzzyklus' bestimmten Bewegungsmustern, die einer optimalen Hämodynamik und einer maximalen Entlastung der Klappentaschen dienen. Parallel dazu wird das Zusammenspiel von Vorhof- und Ventrikelfunktion verbessert, um eine größtmögliche hämodynamische Effizienz zu erreichen, bei gleichzeitig minimalem strukturellem Verschleiß der Taschen.

Um ihre Funktion ausüben zu können, passen sich die verschiedenen Bestandteile der Aortenwurzel in Form und Größe den jeweiligen Erfordernissen im Verlaufe eines Herzzyklus' an [78, 79]. Das Wissen um diese Vorgänge kann eine große Rolle im Rahmen der chirurgischen Therapie von Klappenerkrankungen spielen.

Deshalb verwundert es, dass die dynamischen Veränderungen der Aortenwurzel und der Klappenbestandteile über lange Zeit nicht im Fokus des Interesses standen. Erst 1976 beschrieben Brewer et al. [42] die Expansion der Aortenwurzel auf Höhe der Kommissuren und erkannten deren essentiellen Einfluss auf die Klappenfunktion und die Reduktion der Scherkräfte auf die Klappentaschen. Thubrikar et al. [79, 80] berichten, dass die Ausdehnung der Aortenwurzel der Ejektion unmittelbar vorangeht und damit Bewegungen innerhalb der Aortenwurzel stattfinden, noch bevor es zu einer Verschiebung des Blutvolumens im linken Ventrikel kommt [79, 81]. Bei der MRT-Untersuchung einer kleinen Gruppe postoperativer Patienten nach einem Aortenklappenersatz konnte O'Brien diesen Zusammenhang jedoch nicht nachvollziehen. Seine Ergebnisse zeigen eine Zunahme der Querschnittsfläche im Bereich der Aortenwurzel erst nach Erreichen des maximalen Flusses in diesem Messbereich [41].

Sieht man sich die Ergebnisse der vorliegenden Untersuchung in Höhe der Aortenwurzel an, so ist bei der postoperativen Patientengruppe die minimale Querschnittsfläche bereits beim Zeitintervall T9 erreicht (Abb. 24). Das heißt, dass bereits mit der maximalen elektrischen Erregung des Ventrikels zum Zeitpunkt T0 eine Dilatation der Querschnittsfläche im Bereich dieses Messpunktes beginnt. Vergleicht man die Messungen der Kontrollgruppe und der präoperativen Gruppe, so scheint hier das Flächenminimum erst beim Zeitpunkt T0 zu liegen. Da allerdings in diesem Zeitabschnitt noch keine mechanische Kontraktion ausgelöst wurde, – die T0-Phase wurde mit der R-Zacke des EKG synchronisiert – scheint die Dilatation schon kurz vor Beginn der eigentlichen Austreibungsphase zu starten. Dies würde am ehesten die Ergebnisse von Thubrikar [79] und Higashidate [81] stützen. Einschränkend muss man die geringe zeitliche Auflösung unseres Versuchsansatzes erwähnen. Leider liegen keine präoperativen Daten von O'Brien's Untersuchung vor, die einen Vergleich ermöglicht hätten.

Vergleicht man prä- und postoperative Werte so ist jedoch gerade im Bereich der Aortenwurzel eine Annäherung des Kurvenverlaufs an die Vergleichspopulation erkennbar, was für eine

Normalisierung der Flächenvariabilität an diesem Messpunkt spricht.

Mittels der hier eingesetzten statistischen Verfahren lässt sich keine Signifikanz im Vergleich der prä- und postoperativen Gruppen nachweisen. Gleiches gilt für die Berechnungen, die die Kontroll- bzw. die postoperative Gruppe betreffen. Die in der Grafik erkennbaren Tendenzen der Annäherung der postoperativen Flächenvariabilität an die Kontrollgruppe lassen sich mathematisch leider nicht bestätigen.

Weitere Untersuchungen hinsichtlich der komplexen Bewegungsmuster im Bereich der Aortenwurzel in Abhängigkeit von der Herzaktion wurden von Dagum [43] mittels röntgendichter Markierungen am Schaf durchgeführt.

Die Hauptfunktion der Aortenwurzel besteht darin, große Blutvolumina intermittierend und in eine Richtung passieren zu lassen. Dabei sollten starke Turbulenzen vermieden werden, dem Blutfluss ein minimaler Widerstand entgegengesetzt und die Durchblutung des Herzmuskels selbst über die Herzkranzgefäße gewährleistet werden. Diese Funktionen müssen trotz einer großen Variabilität bezüglich Frequenz und Volumenbelastung aufrecht erhalten werden. Gleichzeitig gilt es, strukturelle Gewebeschäden zu verhindern. Aufgrund der durch die Funktionsweise des Herzens bedingten intermittierenden Pumpfunktion findet sich in einem relativ kurzen Zeitintervall (Systole) eine hohe Flussrate. Des Weiteren müssen die Strukturen in diesem Bereich auch einer in jedem Herzzyklus stattfindenden Flussumkehr widerstehen.

Sowohl die Aortenwurzel als Ganzes als auch die einzelnen Bestandteile durchlaufen während eines Herzzyklus' räumliche Veränderungen. So variieren sie in Form und Ausdehnung. Während der Systole bewegt sich die Aortenwurzel als Gesamtheit in Richtung des linken Ventrikels. Gleichzeitig kommt es zu einer präsystolischen Dilatation des Anulus aortae. Diese Flächenzunahme findet während der isovolumetrischen Kontraktion statt. Dieser Bewegung wird große Bedeutung für die frühe Öffnung der Aortenklappe zugeschrieben [59, 82, 83].

Das Gros der bislang vorgenommenen Untersuchungen einschließlich der Arbeit von Lansac [59, 84] basiert auf tierexperimentellen Studien [43, 80, 85, 86], meist an Schafen. Bei all diesen Arbeiten konnte ein klarer zeitlicher Ablauf bestimmter geometrischer Veränderungen der Aortenwurzel festgestellt werden. Dazu wurden vorwiegend röntgendichte Marker oder aber Ultraschallkristalle an zuvor definierten Positionen im Bereich der Aortenwurzel implantiert. Die Veränderungen der Position dieser Marker im zeitlichen Verlauf wurden dann entweder auf dem Kathetertisch durch Röntgenstrahlung bestimmt oder im Falle der Ultraschallmarker mittels Elektroden direkt aufgezeichnet. Die Ultraschallmarker erlaubten eine sehr hohe zeitliche Auflösung von 200 Hertz.

Lansac [59] zeigte in den letztgenannten Untersuchungen mit zeitlich hoch auflösenden Ultraschallkristallen an Schafen eine prozentuale Zunahme der Fläche im Bereich des Anulus aortae von 29,8%. Im Bereich des sinotubulären Übergangs war eine Flächenzunahme von 37,1% zu verzeichnen (Abb. 31).

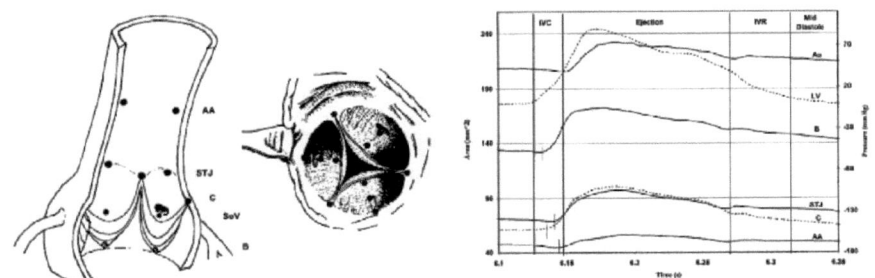

**Abb. 31**: Aortenwurzel mit Position der Ultraschallkristalle und zeitliche Veränderungen der Flächen an den verschiedenen Messpositionen beim Schaf [59]

Flächenzunahmen in dieser Größenordnung waren in unserer Untersuchung nicht zu verzeichnen. Wir konnten im Bereich der Aortenwurzel mit Hilfe der Computertomographie Flächenveränderungen in der Größenordnung von 15,7% nachweisen. Betrachtet man die Messposition am sinotubulären Übergang, so findet sich eine Flächenvariabilität von vergleichsweise geringen 4,22% und im Bereich der Aorta ascendens ein prozentualer Flächenunterschied von 6,2%. All diese Messwerte stammen aus der Kontrollgruppe.
Nichtsdestotrotz kann man eine deutliche Zunahme der Flächenvariabilität beim Vergleich von prä- und postoperativer Messgruppe auf Höhe des STJ feststellen. Allerdings deckt sich der Kurvenverlauf nicht mit dem der Kontrollgruppe. Inwiefern die Verbesserung der Variabilität der Querschnittsfläche, einer hämodynamischen Verbesserung gleichkommt, ist somit nicht eindeutig belegbar, zumal bestimmte Autoren eine Veränderung der Querschnittsflächen im Bereich des STJ von bis zu 37% belegen konnten [59] (Abb. 31). Diese Daten stammen allerdings aus Tierexperimenten am Schaf. Einfluss auf diese sprunghafte Zunahme der Flächendilatation hat natürlich auch das Maß der Entkalkung in diesem Bereich.
Wenn die absoluten Flächen an der Messposition STJ betrachtet werden, fällt auf, dass die maximale Querschnittsfläche der postoperativen Gruppe nicht die minimale Querschnittsfläche der präoperativen Gruppe, also der gleichen Patientengruppe, erreicht. Eine Ursache dafür könnte die Naht der Aortotomie sein, die zumindest im anterioren Bereich der Aorta eine Verkleinerung des Querschnitts bedeutet und gleichzeitig durch die Beschaffenheit des Nahtmaterials eine Reduktion der Dehnbarkeit an dieser Position mit sich bringt.
Leider ist die Vergleichbarkeit der Messergebnisse begrenzt, da in der Literatur unterschiedliche

Messverfahren an ebenso verschiedenen Probandengruppen beschrieben wurden. So konnte Brewer [42] in ex-vivo-Versuchen vergleichbar mit unseren Ergebnissen eine Flächenvariabilität von ca. 16% in Höhe der Koaptationszone der Taschen nachweisen. Wahrscheinlich spielen mehrere Faktoren wie Spezies, Alter der Probanden bzw. der Versuchstiere usw. bei der Erklärung der unterschiedlichen Ausdehnungen eine Rolle. Außerdem besteht in der Literatur Uneinigkeit über die exakte Position des Messpunkts am sinotubulären Übergang. Anatomisch gesehen wird der Oberrand eines jeden Sinus durch den Rand der jeweiligen Tasche bestimmt. Es ergibt sich eine Parabel, deren höchste Punkte im Bereich der Kommissuren zu finden sind [59, 87, 88]. Häufig wird, wie auch in unserem Versuchsaufbau, eben dieser höchste Punkt als Anhalt für die korrekte Messposition gewertet. Allerdings besteht Einigkeit unter den Autoren, dass geringfügige Änderungen dieser Messposition durchaus mit relevanten Veränderungen der Messdaten einhergehen können.

Im Bereich der Aorta ascendens ist, vergleicht man die relativen Flächenänderungen, nahezu eine Übereinstimmung der präoperativen Gruppe mit der Kontrollgruppe festzustellen. Offensichtlich scheint das Klappenvitium keinen nennenswerten Einfluss auf die Fähigkeit zur Dilatation in diesem Bereich zu haben. Jedoch liegt in der präoperativen Gruppe trotz geringeren Körpergewichts und einer niedrigeren Körpergröße eine deutlich größere Querschnittsfläche als in der Kontrollgruppe vor. Dieser Effekt ist am ehesten auf eine poststenotische Dilatation zurückzuführen. Zieht man jetzt die Ergebnisse der postoperativen Gruppe hinzu, scheint die Fläche nicht abzunehmen (Abb. 26). Zugegebenermaßen ist, sollte es sich bei dem beobachteten Effekt um eine poststenotische Dilatation handeln, eine Rückbildung dieses Phänomens innerhalb des kurzen Nachbeobachtungsintervalls nicht zu erwarten.

Die relative Flächenänderung bei dieser Gruppe fällt dennoch deutlich niedriger aus. Dies lässt sich auch durch statistische Berechnungen belegen. Sowohl prä- und postoperative Gruppe, als auch Kontroll- und postoperative Gruppe unterschieden sich signifikant ($p=0,041$ und $p=0,05$). Wahrscheinlich wird die Flächenvariabilität auch in diesem Bereich durch die Naht der Aortotomie eingeschränkt.

Die Messungen im Bereich des LVOT sind differenziert zu betrachten. Diese Messposition liegt anatomisch gesehen schon im linken Ventrikel. Die dortigen Wandbestandteile sind muskulären Ursprungs. Aus diesem Grund findet, verglichen mit den anderen Messpositionen, eine inverse Bewegung statt. Nach einer primären Dilatation, die ihr Maximum zwischen T1 und T2 hat, erfolgt im Rahmen der sich von der Herzspitze kommenden und sich zur Herzbasis ausbreitenden Kontraktion eine Verringerung der Querschnittsfläche. Aufgrund des Klappenvitiums (Stenose) bei der präoperativen Gruppe fällt die Flächendilatation im Vergleich zur Kontrollgruppe größer aus und dauert länger an. Bei der postoperativen Gruppe ist das Strömungshindernis beseitigt und die anfängliche Erweiterung der Querschnittsfläche ist in Zeit und Ausmaß mit der Kontrollgruppe vergleichbar. Beobachtet man den weiteren Kurvenverlauf, so stellt man allerdings beim postoperativen Datensatz eine abweichende Kurvenform verglichen mit der präoperativen Gruppe und der Kontrollgruppe fest. Die Abnahme der Fläche fällt geringer aus als vor der Operation und erscheint zeitlich geringfügig verschoben. Eine Annäherung an die Kontrollgruppe ist in diesem Abschnitt nicht belegbar. So zeigen sich auch bei statistischen Berechnungen auf Grundlage der Differenzen signifikante Unterschiede (p=0,004) von Kontroll- und postoperativer Gruppe.

Die Bedeutung der herzzyklusabhängigen geometrischen Veränderungen im Bereich des LVOT ist kaum untersucht. Da bei den Aortenklappenstenosen im Bereich des linken Ventrikels eine Hypertrophie vorliegt, kommt es auch zu remodeling-Prozessen und zu einer Reduktion der linksventrikulären Masse. Alle diese Prozesse spielen sicherlich bei den hier aufgezeichneten Kurven eine Rolle. Inwieweit die nachgewiesenen Unterschiede im Kurvenverlauf der Flächendilatation eine Relevanz für die hämodynamischen Eigenschaften und die Haltbarkeit der Klappenprothese haben, ist nicht erwiesen.

Im Hinblick auf den zeitlichen Ablauf der Expansion der Aortenwurzel herrscht Übereinstimmung der verschiedenen Autoren [41, 59]. Die maximale Ausdehnung wird im ersten Drittel bzw. der ersten Hälfte der Systole erreicht. In unserer Untersuchung sind die absoluten Maxima der Flächenzunahme beim 30%-Zeitintervall zu finden (Abb. 20). Da sich die Einteilung der Zeitintervalle jedoch nicht auf hämodynamische Prozesse (Ejektion oder Blutdruckverlauf) bezieht, sondern die R-Zacke der EKG-Kurve als Orientierungspunkt verwendet wird, liegt der Beginn der eigentlichen Ejektionsphase erst zwischen dem 10%- und dem 30%-Zeitintervall.

Andere klinische Studien zu diesem Thema beschäftigten sich bislang vorwiegend mit der Analyse echokardiographisch erhobener Daten. Dabei ging es vor allem darum, die Vorteile der einen oder anderen klappenerhaltenden Operationstechnik bei Aorta-ascendens-Aneurysmen oder Aorta-ascendens-Dissektionen herauszuarbeiten [89].

## 4.4 Grenzen der Studie und der Methodik

Weil bislang kaum Ergebnisse beim Menschen vorhanden sind, ist die Untersuchung im Umfang limitiert und stellt einen ersten Schritt zur Untersuchung der Variabilität der Aortenwurzel nach einem Klappenersatz dar.

Einflussfaktoren sind in den unterschiedlichen Begleiterkrankungen bzw. Begleitprozeduren der Patienten zu sehen. So könnte beispielsweise eine Myektomie die Messwerte im Bereich des LVOT beeinflussen; diese erfolgte jedoch nur bei einem Patienten. Weiterhin spielen durch die Operation bedingte Faktoren eine wichtige Rolle. In diesem Zusammenhang ist beispielsweise die Naht im Bereich der Aortotomie zu nennen, die mindestens 50% des Umfangs der Aorta ascendens in ihrer Beweglichkeit einschränkt.

Auch der Verkalkungsgrad der Aortenwurzel ist von großer Bedeutung bei der Beurteilung der geometrischen Variabilität. Gerade in diesem Bereich sind die bislang vorliegenden „Normwerte" aus Tierversuchen nur begrenzt mit den durch uns erhobenen Werten bei siebzig- bis achtzigjährigen Patienten vergleichbar. Bei der Gegenüberstellung der prä- und postoperativen Gruppe ist insbesondere die gründliche Entkalkung der Aortenwurzel zu erwähnen. Hierdurch ist eine überschießende Variabilität [41] an entsprechenden Messpunkten durch eine Ausdünnung der Wandbestandteile möglich. Inwiefern diese Werte dann mit der nicht operierten Normalpopulation vergleichbar sind, kann nicht sicher gesagt werden.

Andere mögliche Abweichungen in der Messwertkonsistenz liegen in den gewählten Untersuchungsverfahren. Für die zu beantwortende Fragestellung ist die gewählte Methode – die Computertomographie – zweifellos eine der geeignetsten Untersuchungstechniken. Es bleiben allerdings Unterschiede in der Kontrastierung des Gefäßsystems bestehen. Diese sind unter anderem von der eingesetzten Kontrastmittelmenge abhängig und davon, ob der perfekte Zeitpunkt zur Bilderfassung gefunden wurde. Weitere, die Bildqualität beeinflussende Faktoren sind die Herzfrequenz des Patienten zum Untersuchungszeitpunkt und die Compliance des Probanden.

Während der Auswertung wurden die Messwerte manuell erhoben, d.h. die kontrastierten Gefäßquerschnitte wurden mit der Hand umfahren. Eine automatische Datenerfassung, beispielsweise anhand der Diskriminierung von Graustufen, konnte mangels Zuverlässigkeit des Systems nicht genutzt werden. Um Ungenauigkeiten, die durch verschiedene Kontrast- und Helligkeitseinstellungen verursacht werden können, zu vermeiden, gab es entsprechende Festeinstellungen.

Die Messungen bezüglich der geometrischen Variabilität des LVOT sind weiterhin abhängig von der Kontraktilität des linken Ventrikels. Patienten mit einer in den klappennahen Arealen vorliegenden Minderdurchblutung und der damit verbundenen Hypokontraktilität weisen andere geometrische Veränderungen in diesem Bereich auf als Patienten mit einer altersentsprechend normalen Kontraktilität.

Wertet man die echokardiographisch erhobenen Messwerte aus, so müssen die Ergebnisse angesichts der unterschiedlichen Grunderkrankungen differenziert betrachtet werden. Hier ist insbesondere der Patient mit der Aortenklappeninsuffizienz zu nennen. Der Druckgradient über der Aortenklappe ist in diesem Fall nicht das geeignete Kriterium, um über den Erfolg der Operation zu entscheiden. Eine Einschränkung zwecks der Beurteilung der Variabilität der Aortenwurzel stellt dies jedoch nicht dar.

Weitere Einflussfaktoren sind ebenfalls in der unterschiedlichen Medikation der Patienten und in dem vom Untersuchungszeitpunkt abhängigen Volumenstatus des Probanden zu finden.

Die Statistik betreffend bestehen Limitationen bei der Auswertung der Flächen unter der Kurve. Treten Kurvenverläufe sowohl im positiven als auch im negativen Bereich auf, löschen sich die Flächen aus und es ergibt sich bei nicht nur positiven Kurvenverläufen eine Verfälschung der Ergebnisse.

## 5 Zusammenfassung

Die vorliegende Untersuchung sollte folgende Fragen beantworten:

1. Sind die vorrangig im Tierversuch gewonnenen Einsichten in die Dynamik der Aortenwurzel auf den Menschen übertragbar?
2. Kann eine relevante Verbesserung der geometrischen Variabilität der Aortenwurzel nach Klappenersatz nachgewiesen werden?
3. Gelingt eine Angleichung der Geometrie und Dynamik der Aortenwurzel an das altersentsprechend herzgesunde „Normalkollektiv"?

Dazu wurden prospektiv 15 Patienten, die einen biologischen Aortenklappenersatz mit der Sorin Freedom Solo Prothese erhielten, mittels computertomographischer und echokardiographischer Methoden untersucht. Um die Normalpopulation abzubilden, wurde eine entsprechende Kontrollgruppe gewählt, die sich keiner herzchirurgischen Aortenklappenkorrektur unterziehen musste.

Mit Hilfe der Echokardiographie konnte die ausgezeichnete Hämodynamik der Sorin Freedom Solo bei den hier untersuchten Patienten belegt werden. So fiel der präoperativ gemessene maximale Druckgradient von durchschnittlich 74,1 mmHg auf einen signifikant geringeren postoperativen Wert von durchschnittlich 14,1 mmHg ab. Das gleiche Bild zeigte sich auch bei den mittleren Druckgradienten, die von präoperativ 44,3 mmHg auf ebenfalls signifikant geringere 8,1 mmHg absanken.

Im Bereich der Aortenwurzel wurden Flächenveränderungen in einer Größenordnung von 15,7% nachgewiesen. Die in der Literatur [42] beschriebenen Variabilitäten lassen sich in unserer Studie erfolgreich nachvollziehen. Im Hinblick auf den zeitlichen Ablauf der Expansion der Aortenwurzel herrscht ebenfalls Übereinstimmung mit anderen Untersuchungen [41, 59]. Die maximale Ausdehnung wird im ersten Drittel bzw. der ersten Hälfte der Systole erreicht.

Vergleicht man die prä- und die postoperativen Ergebnisse, so konnte eine deutliche Zunahme der Flächenvariabilität auf Höhe des Messpunktes „Sinotubulärer Übergang" festgestellt werden. Diese Veränderungen sind statistisch signifikant (AUC-Test). Eine Annäherung der postoperativen Ergebnisse an die Kontrollgruppe lässt sich jedoch nicht statistisch nachweisen. Die Flächendilatation bei der präoperativen Gruppe in Höhe des linksventrikulären Ausflusstraktes fällt, verglichen mit den postoperativen Ergebnissen, größer aus und dauert länger an. Bei der postoperativen Gruppe ist das Strömungshindernis beseitigt und die anfängliche Erweiterung der Querschnittsfläche entspricht in Zeit und Ausmaß der Kontrollgruppe.

Vor allem im Bereich der Aortenwurzel ist eine tendenzielle Annäherung des Kurvenverlaufs an die Kontrollgruppe erkennbar, was für eine Normalisierung der Flächenvariabilität an diesem Messpunkt spricht. Eine statistische Signifikanz ist jedoch nicht vorhanden.

Im Bereich der Aorta ascendens lässt sich zwischen präoperativer Gruppe und Kontrollgruppe keine statistische Signifikanz nachweisen. Auch visuell stimmen beide Kurvenverläufe relativ gut überein. Operationsbedingt erfolgt eine Abnahme der Flächenvariabilität, die verglichen mit den beiden anderen Gruppen ebenfalls statistisch signifikant ist.

Als Resultat unserer Untersuchungen ergibt sich somit eine Annäherung der Flächenvariabilität, vor allem im Bereich des Anulus aortae, an die Kontrollgruppe. An der Messposition des sinotubulären Übergangs ist eine Zunahme der Variabilität zu verzeichnen.

Eine komplette „Normalisierung" dieser Verhältnisse ist, aufgrund des operationsbedingten Einbringens von Nahtmaterial, im Bereich der Aortotomie und zwecks Fixation der Prothese nicht zu erreichen oder zu erwarten.

Inwiefern durch die hier beschriebenen Effekte eine Verbesserung der langfristigen Haltbarkeit der Klappenprothese erzielt werden kann, muss sich noch erweisen.

# 6 Verzeichnisse

## 6.1 Literaturverzeichnis

1. Gummert JF, Funkat A, Beckmann A, et al., *Cardiac surgery in Germany during 2007: a report on behalf of the German Society for Thoracic and Cardiovascular Surgery.* Thorac Cardiovasc Surg, 2008. **56**: p. 328-336.
2. Gummert JF, Funkat A, Beckmann A, et al., *Cardiac surgery in Germany during 2006: a report on behalf of the German Society for Thoracic and Cardiovascular Surgery.* Thorac Cardiovasc Surg, 2007. **55**: p. 343-350.
3. Gummert JF, Funkat A and Krian A, *Cardiac surgery in Germany during 2004: a report on behalf of the German Society for Thoracic and Cardiovascular Surgery.* Thorac Cardiovasc Surg, 2005. **53**: p. 391-399.
4. Hufnagel CA, Harvey WP, Rabil P and McDermott TF, *Surgical correction of aortic insufficiency.* Surgery, 1952. **35**: p. 673-683.
5. Harken DE, Soroff HS, W.J. T, Lefemine AA, Gupta SK, and Lunzer S, *Partial and complete prosthesis in aortic insufficiency.* J Thorac Cardiovasc Surg, 1960. **40**: p. 744.
6. Starr A, Edward ML, McCord CW and Griswold HE, *Aortic replacement: clinical experience with a semirigid ball-valve prosthesis.* Circulation, 1963. **27**: p. 779.
7. Duran C, Kumar N, Gometza B and Al Halees Z, *Indications and limitations of aortic valve reconstruction.* Ann Thorac Surg, 1991. **52**: p. 447-454.
8. Boodhwani M, de Kerchove L, Glineur D, et al., *Repair-oriented classification of aortic insufficiency: Impact on surgical techniques and clinical outcomes.* J Thorac Cardiovasc Surg, 2009. **137**: p. 286-294.
9. Langer F, Aicher D, Kissinger A, et al., *Aortic valve repair using a differentiated surgical strategy.* Circulation, 2004. **110**: p. II67-73.
10. Otto CM, Mickel MC, Kennedy JW, et al., *Three-year outcome after balloon aortic valvuloplasty. Insights into prognosis of valvular aortic stenosis.* Circulation, 1994. **89**: p. 642-650.
11. Cabrera MJA. *Protesis Valvulares.* [cited 2009 March, 25th]; Available from: www.portalesmedicos.com.
12. Cannegieter SC, Rosendaal FR and Briet E, *Thromboembolic and bleeding complications in patients with mechanical heart valve prostheses.* Circulation, 1994. **89**: p. 635-641.
13. Levine MN, Raskob G, Landefeld S and Kearon C, *Hemorrhagic complications of anticoagulant treatment.* Chest, 2001. **119**: p. 108S-121S.

14. Yap CH and Yii M, *Factors influencing late allograft valve failure.* Scand Cardiovasc J, 2004. **38**: p. 325-333.
15. Yap CH and Yii M, *Allograft aortic valve replacement in the adult: a review.* Heart Lung Circ, 2004. **13**: p. 41-51.
16. Dignan R, O'Brien M, Hogan P, et al., *Aortic valve allograft structural deterioration is associated with a subset of antibodies to human leukocyte antigens.* J Heart Valve Dis, 2003. **12**: p. 382-390; discussion 390-381.
17. Binet JP, Duran CG, Carpenter A and Langlois J, *Heterologous aortic valve transplantation.* Lancet, 1965. **2**: p. 1275.
18. O'Brien MF and Clarebrough JK, *Preliminary communication heterograft aortic valve transplantation for human valve disease.* Med J Aust, 1966. **2**: p. 228-230.
19. O'Brien MF and Clareborough JK, *Heterograft aortic-valve replacement.* Lancet, 1967. **1**: p. 929-930.
20. Carpentier A, Lemaigre G, Robert L, Carpentier S and Dubost C, *Biological factors affecting long-term results of valvular heterografts.* J Thorac Cardiovasc Surg, 1969. **58**: p. 467-483.
21. Kaiser GA, Hancock WD, Lukban SB and Litwak RS, *Clinical use of a new design stented xenograft heart valve prosthesis.* Surg Forum, 1969. **20**: p. 137-138.
22. Reis RL, Hancock WD, Yarbrough JW, Glancy DL and Morrow AG, *The flexible stent. A new concept in the fabrication of tissue heart valve prostheses.* J Thorac Cardiovasc Surg, 1971. **62**: p. 683-689 passim.
23. Woodroof EA, *Use of glutaraldehyde and formaldehyde to process tissue heart valves.* J Bioeng, 1978. **2**: p. 1-9.
24. Carpentier A, Deloche A, Relland J, et al., *Six-year follow-up of glutaraldehyde-preserved heterografts. With particular reference to the treatment of congenital valve malformations.* J Thorac Cardiovasc Surg, 1974. **68**: p. 771-782.
25. Jamieson WR, Burr LH, Munro AI, Miyagishima RT and Gerein AN, *Cardiac valve replacement in the elderly: clinical performance of biological prostheses.* Ann Thorac Surg, 1989. **48**: p. 173-184; discussion 185.
26. Burdon TA, Miller DC, Oyer PE, et al., *Durability of porcine valves at fifteen years in a representative North American patient population.* J Thorac Cardiovasc Surg, 1992. **103**: p. 238-251; discussion 251-232.
27. David TE, Pollick C and Bos J, *Aortic valve replacement with stentless porcine aortic bioprosthesis.* J Thorac Cardiovasc Surg, 1990. **99**: p. 113-118.
28. Lehmann S, Walther T, Kempfert J, et al., *Stentless versus conventional xenograft aortic*

29. Chatel D, Mica C, Blanchard D, et al., *Short-term hemodynamic advantages of stentless CryoLife-O'Brien valve over stented bioprostheses for aortic valve replacement.* Interact Cardiovasc Thorac Surg, 2006. **5**: p. 578-580.

28. *valve replacement: midterm results of a prospectively randomized trial.* Ann Thorac Surg, 2007. **84**: p. 467-472.

30. Dunning J, Graham RJ, Thambyrajah J, Stewart MJ, Kendall SW, and Hunter S, *Stentless vs. stented aortic valve bioprostheses: a prospective randomized controlled trial.* Eur Heart J, 2007. **28**: p. 2369-2374.

31. Payne DM, Koka HP, Karanicolas PJ, et al., *Hemodynamic performance of stentless versus stented valves: a systematic review and meta-analysis.* J Card Surg, 2008. **23**: p. 556-564.

32. O'Brien MF, *The Cryolife-O'Brien composite aortic stentless xenograft: surgical technique of implantation.* Ann Thorac Surg, 1995. **60**: p. S410-413.

33. O'Brien MF, *Implantation technique of the Cryolife-O'Brien stentless xenograft aortic valve: the simple, rapid, and correct way to implant and the errors to avoid.* Semin Thorac Cardiovasc Surg, 1999. **11**: p. 121-125.

34. Beholz S, Claus B, Dushe S and Konertz W, *Operative technique and early hemodynamic results with the Freedom Solo valve.* J Heart Valve Dis, 2006. **15**: p. 429-432.

35. Beholz S, Dushe S and Konertz W, *Continuous suture technique for freedom stentless valve: reduced crossclamp time.* Asian Cardiovasc Thorac Ann, 2006. **14**: p 128-133.

36. Repossini A, Kotelnikov I, Bouchikhi R, et al., *Single-suture line placement of a pericardial stentless valve.* J Thorac Cardiovasc Surg, 2005. **130**: p. 1265-1269.

37. Jin XY, Gibson DG, Yacoub MH and Pepper JR, *Perioperative assessment of aortic homograft, Toronto stentless valve, and stented valve in the aortic position.* Ann Thorac Surg, 1995. **60**: p. S395-401.

38. Konertz WF, *Stentless aortic xenograft heart valves.* Asian Cardiovasc Thorac Ann, 2003. **11**: p. 1-2.

39. Beholz S, Dushe S and Konertz W, *The Freedom SOLO valve: superior hemodynamic results with a new stentless pericardial valve for aortic valve replacement.* J Heart Valve Dis, 2007. **16**: p. 49-55; discussion 55.

40. Yacoub MH, Kilner PJ, Birks EJ and Misfeld M, *The aortic outflow and root: a tale of dynamism and crosstalk.* Ann Thorac Surg, 1999. **68**: p. S37-43.

41. O'Brien MF, Gardner MA, Garlick B, et al., *CryoLife-O'Brien stentless valve: 10-year results of 402 implants.* Ann Thorac Surg, 2005. **79**: p. 757-766.

42. Brewer RJ, Deck JD, Capati B and Nolan SP, *The dynamic aortic root. Its role in aortic valve function.* J Thorac Cardiovasc Surg, 1976. **72**: p. 413-417.

43. Dagum P, Green GR, Nistal FJ, et al., *Deformational dynamics of the aortic root: modes and physiologic determinants.* Circulation, 1999. **100**: p. II54-62.
44. Stacchino C, Bona G, Bonetti F, Rinaldi S, Della Ciana L, and Grignani A, *Detoxification process for glutaraldehyde-treated bovine pericardium: biological, chemical and mechanical characterization.* J Heart Valve Dis, 1998. **7**: p. 190-194.
45. Calafiore AM, Teodori G, Mezzetti A, et al., *Intermittent antegrade warm blood cardioplegia.* Ann Thorac Surg, 1995. **59**: p. 398-402.
46. Henry WL, DeMaria A, Gramiak R, King DL, et al., *Report of the American Society of Echocardiography Committee on Nomenclature and Standards in Two-dimensional Echocardiography.* Circulation, 1980. **62**: p. 212-217.
47. Böhmeke T and Schmidt A, *Checkliste Echokardiographie.* 4 ed. 2007: Georg Thieme Verlag. p. 231.
48. Sperr WR, *Echokardiographie - Intensivpraktikum*, K.f.I.M.I.a. AKH, Editor. 2007: Wien.
49. Sahn DJ, DeMaria A, Kisslo J and Weyman A, *Recommendations regarding quantitation in M-mode echocardiography: results of a survey of echocardiographic measurements.* Circulation, 1978. **58**: p. 1072-1083.
50. Kisslo JA and Adams DB. *Principles of Doppler Echocardiography; Duke University.* [cited 23.03.2009]; Available from: http://www.echoincontext.com.
51. Mereles D. [cited 25.03.2009]; Available from: www.echobasics.de.
52. Bombardini T. [cited 27.03.2009]; Available from: www.cardiovascularultrasound.com/content/6/1/15.
53. Herzog C, Nguyen SA, Savino G, et al., *Does two-segment image reconstruction at 64-section CT coronary angiography improve image quality and diagnostic accuracy?* Radiology, 2007. **244**: p. 121-129.
54. Woodhouse CE, Janowitz WR and Viamonte M, Jr., *Coronary arteries: retrospective cardiac gating technique to reduce cardiac motion artifact at spiral CT.* Radiology, 1997. **204**: p. 566-569.
55. Edmunds LH, Jr., Clark RE, Cohn LH, Grunkemeier GL, Miller DC, and Weisel RD, *Guidelines for reporting morbidity and mortality after cardiac valvular operations. The American Association for Thoracic Surgery, Ad Hoc Liaison Committee for Standardizing Definitions of Prosthetic Heart Valve Morbidity.* Ann Thorac Surg, 1996. **62**: p. 932-935.
56. Edmunds LH, Jr., Clark RE, Cohn LH, Grunkemeier GL, Miller DC, and Weisel RD, *Guidelines for reporting morbidity and mortality after cardiac valvular operations.* Eur J Cardiothorac Surg, 1996. **10**: p. 812-816.
57. Angell WW, Pupello DF, Bessone LN, Hiro SP and Brock JC, *Effect of stent mounting on*

*tissue valves for aortic valve replacement.* J Card Surg, 1991. **6**: p. 595-599.

58. Lund O, Chandrasekaran V, Grocott-Mason R, et al., *Primary aortic valve replacement with allografts over twenty-five years: valve-related and procedure-related determinants of outcome.* J Thorac Cardiovasc Surg, 1999. **117**: p. 77-90; discussion 90-71.

59. Lansac E, Lim HS, Shomura Y, et al., *A four-dimensional study of the aortic root dynamics.* Eur J Cardiothorac Surg, 2002. **22**: p. 497-503.

60. Thubrikar MJ, Nolan SP, Aouad J and Deck JD, *Stress sharing between the sinus and leaflets of canine aortic valve.* Ann Thorac Surg, 1986. **42**: p. 434-440.

61. Vesely I, Krucinski S, Dokainish MA and Campbell G, *An optimal mounting frame to reduce flexural stresses of bioprosthetic heart valves.* ASAIO J, 1994. **40**: p. 199-205.

62. Beholz S, *The Freedom Solo valve in aortic valve replacement. Preliminary results from a prospective multicenterEuropean trial*, in *Fourth Biennal Meeting of the SHVD*. 2007: New York.

63. Jamieson WR, *Modern cardiac valve devices--bioprostheses and mechanical prostheses: state of the art.* J Card Surg, 1993. **8**: p. 89-98.

64. Valente M, Minarini M, Maizza AF, Bortolotti U and Thiene G, *Heart valve bioprosthesis durability: a challenge to the new generation of porcine valves.* Eur J Cardiothorac Surg, 1992. **6 Suppl 1**: p. S82-90.

65. Valente M, Pettenazzo E, Thiene G, et al., *Detoxified glutaraldehyde cross-linked pericardium: tissue preservation and mineralization mitigation in a subcutaneous rat model.* J Heart Valve Dis, 1998. **7**: p. 283-291.

66. O'Brien MF, *Composite stentless xenograft for aortic valve replacement: clinical evaluation of function.* Ann Thorac Surg, 1995. **60**: p. S406-409.

67. Garcia Fuster R, Estevez V, Rodriguez I, et al., *Prosthesis - patient mismatch with latest generation supra-annular prostheses. The beginning of the end?* Interact Cardiovasc Thorac Surg, 2007. **6**: p. 462-469.

68. Dumesnil JG, LeBlanc MH, Cartier PC, et al., *Hemodynamic features of the freestyle aortic bioprosthesis compared with stented bioprosthesis.* Ann Thorac Surg, 1998. **66**: p. S130-133.

69. Pibarot P, Dumesnil JG, Jobin J, Cartier P, Honos G, and Durand LG, *Hemodynamic and physical performance during maximal exercise in patients with an aortic bioprosthetic valve: comparison of stentless versus stented bioprostheses.* J Am Coll Cardiol, 1999. **34**: p. 1609-1617.

70. Walther T, Falk V, Langebartels G, et al., *Prospectively randomized evaluation of stentless versus conventional biological aortic valves: impact on early regression of left ventricular*

*hypertrophy.* Circulation, 1999. **100**: p. II6-10.

71. Walther T, Falk V, Langebartels G, et al., *Regression of left ventricular hypertrophy after stentless versus conventional aortic valve replacement.* Semin Thorac Cardiovasc Surg, 1999. **11**: p. 18-21.
72. Badano LP, Zamorano JL, Pavoni D, et al., *Clinical and hemodynamic implications of supra-annular implant of biological aortic valves.* J Cardiovasc Med (Hagerstown), 2006. **7**: p. 524-532.
73. Hvass U, Chatel D, Assayag P, et al., *The stentless Bravo 300 aortic porcine xenograft: supra-annular versus annular implantation.* Cardiovasc Surg, 1997. **5**: p. 220-224.
74. Grubitzsch H, Linneweber J, Kossagk C, Sanli E, Beholz S, and Konertz WF, *Aortic valve replacement with new-generation stentless pericardial valves: short-term clinical and hemodynamic results.* J Heart Valve Dis, 2005. **14**: p. 623-629.
75. Zimmermann J, *The functional and surgical anatomy of the heart.* Ann Roy Coll Surg Engl, 1966. **39**: p. 348-366.
76. Netter F, *Farbatlanten der Medizin - The Ciba Collection of Medical Illustrations.* Vol. 1. 2001: Georg Thieme Verlag.
77. Drews T, *Halteapparatkonservierende Mitralchirurgie - Studie über 48 Patienten.Promotion amDeutschen Herzzentrum Berlin*. 2001, Humboldt Universität Berlin.
78. Bellhouse BJ and Bellhouse FH, *Mechanism of closure of the aortic valve.* Nature, 1968. **217**: p. 86-87.
79. Thubrikar M, Bosher LP and Nolan SP, *The mechanism of opening of the aortic valve.* J Thorac Cardiovasc Surg, 1979. **77**: p. 863-870.
80. Thubrikar M, Harry R and Nolan SP, *Normal aortic valve function in dogs.* Am J Cardiol, 1977. **40**: p. 563-568.
81. Higashidate M, Tamiya K, Beppu T and Imai Y, *Regulation of the aortic valve opening. In vivo dynamic measurement of aortic valve orifice area.* J Thorac Cardiovasc Surg, 1995. **110**: p. 496-503.
82. Green GR, Dagum P, Timek TA, et al., *The mechanics of aortic valve opening in an ovine model.* Circulation, 1999. **100**: p. 363.
83. Vesely I, *Aortic root dilation prior to valve opening explained by passive hemodynamics.* J Heart Valve Dis, 2000. **9**: p. 16-20.
84. Lansac E, Lim HS, Shomura Y, et al., *Aortic root dynamics are asymmetric.* J Heart Valve Dis, 2005. **14**: p. 400-407.
85. Hansen B, Menkis AH and Vesely I, *Longitudinal and radial distensibility of the porcine aortic root.* Ann Thorac Surg, 1995. **60**: p. S384-390.

86. Pang DC, Choo SJ, Luo HH, et al., *Significant increase of aortic root volume and commissural area occurs prior to aortic valve opening.* J Heart Valve Dis, 2000. **9**: p. 9-15.
87. Anderson RH, Devine WA, Ho SY, Smith A and McKay R, *The myth of the aortic annulus: the anatomy of the subaortic outflow tract.* Ann Thorac Surg, 1991. **52**: p. 640-646.
88. Sutton JP, 3rd, Ho SY and Anderson RH, *The forgotten interleaflet triangles: a review of the surgical anatomy of the aortic valve.* Ann Thorac Surg, 1995. **59**: p. 419-427.
89. Leyh RG, Schmidtke C, Sievers HH and Yacoub MH, *Opening and closing characteristics of the aortic valve after different types of valve-preserving surgery.* Circulation, 1999. **100**: p. 2153-2160.

## 6.2 Abbildungsverzeichnis

| | | Seite |
|---|---|---|
| Abb. 1 | AK-Operationen nach Klappentyp des Jahres 2007 | 4 |
| Abb. 2 | Starr-Edwards Kugelprothese | 6 |
| Abb. 3 | Ausnutzung der maximal möglichen Durchtrittsfläche des Anulus aortae durch supraanuläre Implantation einer gerüstfreien Prothese (Sorin Freedom Solo) | 9 |
| Abb. 4 | Sorin Freedom Solo – Aufbau | 12 |
| Abb. 5 | supraanuläre Implantation | 13 |
| Abb. 6a | Haltenähte im Bereich der Kommissuren und supraanuläre Position der Klappennähte | 14 |
| Abb. 6b | Aufsicht mit Position der Nähte in Bezug auf die Kommissuren | 14 |
| Abb. 7 | supraannuläre Implantation mittels fortlaufender Nahttechnik | 15 |
| Abb. 8a | parasternal lange Achse | 18 |
| Abb. 8b | parasternal kurze Achse | 18 |
| Abb. 8c | 4-Kammer-Blick | 19 |
| Abb. 8d | 5-Kammer-Blick | 19 |
| Abb. 9 | Bernoulli Gleichung | 20 |
| Abb. 10 | Kontinuitätsgleichung | 20 |
| Abb. 11 | Phaseneinteilung der Herzaktion in Abhängigkeit vom EKG | 22 |
| Abb. 12 | Darstellung der CT-Schnittebenen | 23 |
| Abb. 13 | Messebenen, bezogen auf die Aortenwurzel | 24 |
| Abb. 14 | Vergleich prä- und postoperativer maximaler und mittlerer Druckgradienten | 33 |
| Abb. 15 | Druckgradienten abhängig vom Klappendurchmesser | 33 |
| Abb. 16 | Vergleich der prä- und postoperativen AÖF und EOAI | 34 |
| Abb. 17 | Vergleich prä- und postoperativer Ejektionsfraktion | 35 |
| Abb. 18 | Kontrollgruppe; Flächen absolut; Messposition AR | 36 |
| Abb. 19 | Kontrollgruppe; Flächen relativ in %; Messposition AR | 37 |
| Abb. 20 | Kontrollgruppe; Flächenvariabilität in % auf den ersten Messwert bezogen | 38 |
| Abb. 21 | Kontrollgruppe; Flächenvariabilität in % auf den jeweils vorherigen Messwert bezogen | 39 |

|  |  | Seite |
|---|---|---|
| Abb. 22 | absolute Flächenvariabilität in mm² von Kontrollgruppe und prä-/postop. Solo-Gruppe an der Messposition LVOT | 40 |
| Abb. 23 | relative Flächenvariabilität in % von Kontrollgruppe und prä-/postop. Solo-Gruppe an der Messposition LVOT | 41 |
| Abb. 24 | relative Flächenvariabilität in % von Kontrollgruppe und prä-/postop. Solo-Gruppe an der Messposition Anulus aortae | 42 |
| Abb. 25 | relative Flächenvariabilität in % von Kontrollgruppe und prä-/postop. Solo-Gruppe an der Messposition STJ | 43 |
| Abb. 26 | absolute Flächenvariabilität in mm² aller 3 Gruppen an der Messposition AA | 44 |
| Abb. 27 | relative Flächenvariabilität in % aller 3 Gruppen an der Messposition AA | 45 |
| Abb. 28 | Regression der LV-Masse im ersten postoperativen Jahr | 47 |
| Abb. 29 | Anatomie der Aortenklappe; Netter Atlas der Medizin; Thieme Verlag 2001 | 50 |
| Abb. 30 | anatomische Beziehung von LVOT und Aortenklappe | 50 |
| Abb. 31 | Aortenwurzel mit Position der Ultraschallkristalle, und zeitliche Veränderungen der Flächen an den verschiedenen Messpositionen beim Schaf | 53 |

## 6.3 Tabellenverzeichnis

|  |  | Seite |
|---|---|---|
| Tabelle 1 | präoperative demographische Daten | 28 |
| Tabelle 2 | präoperative klinische Daten | 29 |
| Tabelle 3 | postoperative Daten | 30 |
| Tabelle 4 | perioperative Daten | 31 |
| Tabelle 5 | OP-Zeiten | 31 |

## 6.4 Abkürzungen

| | |
|---|---|
| A. | Arteria |
| AA | Aorta ascendens |
| ACT | Activated Clotting Time |
| AKE | Aortenklappenersatz |
| AÖF | Aortenklappenöffnungsfläche |
| AR | aortic root/ Anulus aortae |
| AUC | Area under the curve |
| AV | Aortic valve/ Aortenklappe |
| BMI | Body Mass Index |
| bpm | beats per minute/ Schläge pro Minute |
| BSA | Body SurfaceArea/ Körperoberfläche |
| CrP | C-reaktives Protein |
| CT | Computertomographie |
| CW | continuouswave |
| DG | Druckgradient |
| EF | linksventrikuläreEjektionsfraktion |
| EOA | Effective Orifice Area |
| EOAI | Effective Orifice Area Index |
| EKG | Elektrokardiogramm |
| HF | Herzfrequenz |
| HLM | Herz-Lungen-Maschine |
| HU | Hounsfield Units |
| IABP | IntraaortaleBallonpumpe |
| i.v. | intravenös |
| LA | linkes Atrium |
| lat. | lateral |
| LC | linkskoronareTasche |
| LV | linker Ventrikel |
| LVAD | Left Ventricular Assist Device |
| LVOT | linksventrikulärer Ausflusstrakt |
| max. | maximal |
| mean | mittlerer |
| MI | Mitralklappeninsuffizienz |

| | |
|---|---|
| min. | minimal |
| MRT | Magnetresonanztomographie |
| NC | nonkoronare Tasche |
| p.a. | posterior-anterior |
| präop. | präoperativ |
| postop. | postoperativ |
| PV | Pulmonalklappe |
| PW | pulsed wave |
| RA | rechtes Atrium |
| RC | rechtskoronare Tasche |
| RV | rechter Ventrikel |
| SR | Sinusrhythmus |
| STJ | Sinotubulärer Übergang |
| TI | Trikuspidalklappeninsuffizienz |
| TV | Trikuspidalklappe |
| VHF | Vorhofflimmern |
| V. | Vena |

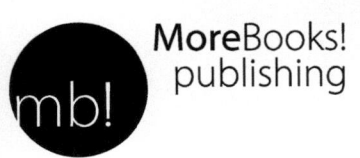

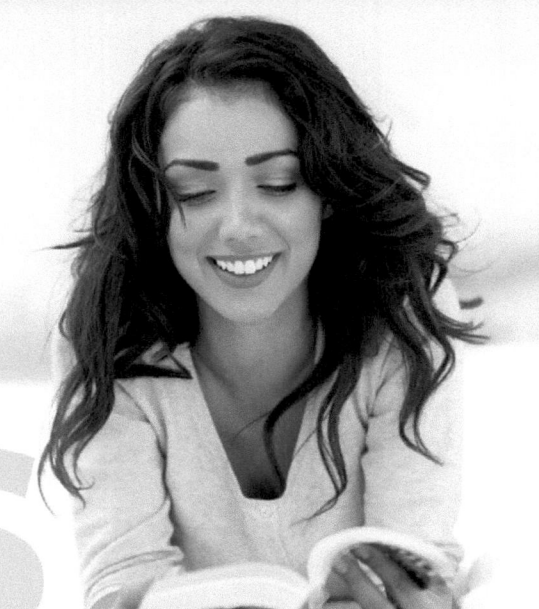

# i want morebooks!

Buy your books fast and straightforward online - at one of world's fastest growing online book stores! Environmentally sound due to Print-on-Demand technologies.

## Buy your books online at
## www.get-morebooks.com

Kaufen Sie Ihre Bücher schnell und unkompliziert online – auf einer der am schnellsten wachsenden Buchhandelsplattformen weltweit! Dank Print-On-Demand umwelt- und ressourcenschonend produziert.

## Bücher schneller online kaufen
## www.morebooks.de

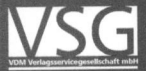

VDM Verlagsservicegesellschaft mbH
Heinrich-Böcking-Str. 6-8         Telefon: +49 681 3720 174     info@vdm-vsg.de
D - 66121 Saarbrücken             Telefax: +49 681 3720 1749    www.vdm-vsg.de

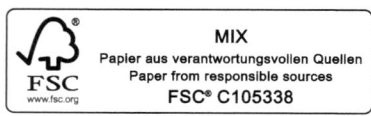

Printed by Books on Demand GmbH, Norderstedt / Germany